全国卫生职业院校学习笔记系列丛书

护理心理学学习笔记

主　编　章　虹

副主编　钟　晔　高学农

编　者　(以姓氏笔画为序)

方美华　江西上饶市第三人民医院

李　昕　三峡大学第二临床医学院

赵　宏　江西医学高等专科学校

钟　晔　江西医学高等专科学校

高学农　三峡大学第二临床医学院

章　虹　江西医学高等专科学校

U0227910

科学出版社

北　京

内 容 简 介

　　本书是以《护理心理学》教材为蓝本编写的配套的辅导教材，根据高等卫业职业技术学校培养目标的要求和学生的学情特点进行适当的删减。全书共分为9章，内容包括绪论、心理过程、人格、心理健康应激与心身疾病、心理危机干预、护理心理评估等。每章又分为学习要点剖析和学习评价两部分，学习要点剖析是教材内容的提炼，涵盖学习的重点和考点。本着"在教材中提炼精华，从零散中挖掘规律，到习题中练就高分，从成长中迈向成功"的宗旨，以教学内容为基础，结合考试内容，整合执业考试考点考题。

图书在版编目（CIP）数据

护理心理学学习笔记／章虹主编.—北京：科学出版社，2015.1

全国卫生职业院校学习笔记系列丛书

ISBN 978-7-03-042678-9

Ⅰ.护… Ⅱ.章… Ⅲ.护理学-医学心理学-高等职业教育-教学参考资料 Ⅳ.R471

中国版本图书馆 CIP 数据核字（2014）第 284553 号

责任编辑：许贵强／责任校对：郑金红
责任印制：肖　兴／封面设计：范璧合

科 学 出 版 社 出版

北京东黄城根北街 16 号
邮政编码：100717
http://www.sciencep.com

新科印刷有限公司 印刷

科学出版社发行　各地新华书店经销

*

2015 年 1 月第　一　版　开本：787×1092　1/16
2015 年 1 月第一次印刷　印张：8 1/2
字数：133 000

定价：19.80 元

（如有印装质量问题，我社负责调换）

前　言

　　为了适应我国卫生职业教育发展的需要，方便学生掌握教材内容、巩固所学知识、应对考试和技能考核，我们编写了全国卫生职业院校《护理心理学学习笔记》。本书作为全国高职高专教育医药卫生类专业课程《护理心理学》的配套教材，旨在帮助在校学生自学和复习。全书以规划教材内容为基础，以章为单位，分"学习内容提炼，涵盖重点考点"和"模拟试题测试，提升应试能力"两大部分。其中学习内容提炼是概述每个章节内容，列出学习要点，使学生在有限的时间内，既能有的放矢地抓住重点和考点，又能熟悉教材的大部分知识，提高综合分析、解决问题的能力；每章的模拟试题测试为增强学生综合解决问题的能力，帮助学生检测学习效果，提升应试能力，包括名词解释、填空题、选择题、简答题和案例分析题。书后另附有参考答案，通过自评和互评，使学生及应考读者及时了解自己的学习效果，便于调整和改进学习策略。

　　本书根据教育部"十二五"国家规划教材的要求，注重体现教育部对高等卫生职业教育护理专业的教学规范，体现最新教学理念。本书与教材、教学改革和课程建设紧密结合，突出了护理专业实用性的特色，更好地服务于医学职业教育。本书的编写具有创新性，希望为培养护理专业技能人才贡献力量。

　　本书编写强调由以学科知识为主线，向以实际应用和能力提高为主线转变。本书结合全国护士执业资格考试的考点，坚持贴近学生、贴近岗位、贴近社会的基本原则，以学生认知规律为导向，以培养目标为依据，根据新时期护理岗位的实际需求，体现实用为本、专业技能为主的特点，注重思想性、科学性、先进性、启发性和适用性相结合，围绕学习理论知识，结合学生认知前提，循序渐进，突出重点，化解难点，加深学生对重点、考点内容的理解和能力培养，提高学生的学习兴趣和对重点、考点内容的实际应用。

在本书的编写过程中，所有编写人员都努力使本书的内容能充分反映现代护理学的发展趋势，促进系统化整体护理发展，使其符合护理专业的教学要求。为进一步提高本书的质量，以供再版时修改，恳请各位同仁、读者指正。

编　者

2014 年 9 月

目　　录

第一章

绪　　论

学习内容提炼，涵盖重点考点

第一节　护理心理学概述

（一）护理心理学的概念

护理心理学（nursing psychology）是研究护士和护理对象在护理情境下的心理现象及其心理活动发生、发展规律的科学。它既是医学心理学中的一个分支，又是护理学的重要组成部分。

理解和掌握护理心理学的概念应从以下三个方面认识。

（1）注重护士与护理对象之间的相互作用。护理心理学研究对象包括病人、亚健康状态的人和健康人，即护理心理学既要研究在护理情境下"病人"个体心理活动规律，又要了解"护士"本身的心理活动规律。

（2）重视护理情境的作用。

（3）护士和护理对象内在心理因素的影响。

（二）护理心理学的研究内容

1. 护理对象

（1）病人：研究病人心理因素在疾病的发生、发展及转归中的作用；研究人格、不良行为方式、环境等因素与疾病之间的关系；研究不同疾病阶段、不同年龄阶段、不同性别病人的心理特点。

（2）亚健康状态的人：研究健康状况受到潜在危险因素威胁的亚健康状态的人，如人格因素、情绪因素、社会因素等潜在因素对健康的影响。

（3）健康人：研究正常心理活动、健康的行为方式、应激的应对方式等对健康的维护和促进作用及干预策略。

2. 护士　探究护士心理素质的培养，如护士每天面对复杂的人际关系、紧张的工作环境及护理差错事故等问题，正确认识和应对这些问题以期促进护理工作者良好心理素质的发展。维持稳定、协调的心态也是护理心理学的重要研究内容。

（三）护理心理学的研究任务

（1）研究心理因素在疾病发展过程中的作用及规律。
（2）研究病人的心理活动特点。
（3）研究心理评估的理论和技术。
（4）研究护士的职业素养及培养。

第二节　护理心理学的发展

（一）国外护理心理的发展概况

（1）强调心身统一的整体护理观。
（2）心理学知识与人才培养目标紧密联系。
（3）心理疗法与临床护理融会贯通。
（4）开展量性和质性研究。

（二）我国护理心理学的发展概况

（1）学科发展日趋成熟和完善。
（2）专业教学范围有所拓展。
（3）科研实践活动不断深入。

第三节 护理心理学相关理论及重要心理学派别

(一) 护理心理学相关理论

1. 人本主义理论　人本主义强调个体自由意识、责任和自我实现，反对精神分析的潜意识决定论，因为精神分析学说把人看成本能的牺牲品，将人性与社会文化对立起来。人本主义认为，人是具有潜能和成长着的个体，主张关心人的价值尊严，研究对人类进步及社会文明有积极作用的问题。

(1) 马斯洛的需要层次论：①需要是分层次的，由低到高依次是生理需要、安全需要、社交需要、尊重需要和自我实现的需要；②需要能够影响行为，但只有未满足的需要能够影响行为，满足了的需要不能成为激励的工具；③当人的某一层次的需要得到最低限度满足后，才会追求高一层的需要，如此逐级上升，成为推动继续努力的内在动力。

(2) 罗杰斯的自我理论：罗杰斯认为，刚出生的婴儿并没有自我的概念，随着他人、环境的相互作用，开始慢慢地把"我"与"非我"区分开来。当自我概念形成以后，人的自我实现趋向开始激活，在自我实现这一动力的驱使下，儿童在环境中进行各种尝试活动并积累大量经验。通过机体自动估价过程，有些经验会使他感到满足、愉快，有些则相反。满足、愉快的经验会使儿童寻求保持-再现，不满足、不愉快的经验会促使儿童回避。在孩子寻求积极的经验中，有一种是受他人的关怀而产生的体验，还有一种是受到他人尊重而产生的体验。罗杰斯把这两种体验称为"正向关怀需求"，但儿童这种"正向关怀需求"的满足完全取决于他人，而他人（包括父母）是根据儿童的行为是否符合其价值标准、行为标准来决定是否给予关怀和尊重的。所以说他人的关怀与尊重是有条件的，这些条件体现着父母和社会的价值观，罗杰斯称这种条件为"价值条件"。儿童不断通过自己的行为体验到这些价值条件，会不自觉地将这些本属于父母或他人的价值观念内化，变成自我结构的一部分。渐渐地，儿童被迫放弃按自身机体评价过程去评价经验，变成用自我中内化了的社会的价值规范去评价经验，这样儿童的自我和经验之间就发生了异化。当经验与自我之间存在冲突时，个体就会预感到自我受到威胁，因而产生焦虑。预感到经验与自我不一致时，个体会运用防御机制（歪曲、否认、选择性知觉）来对经验进行加工，使之在意识水平上达到与自我相一致。如果防御成功，个体就不会出现适应障碍，若防御失败就会出现心理适应障碍。

按罗杰斯的看法，每个人心中有两个自我：一个是他的自我概念，即实际自我；一个是他打算成为的自我，即理想自我。

2. 行为主义理论　该理论最早出现在 20 世纪 20 年代，创始人是美国心理学家华生（J. B. Watson，1878-1958），其后又被新行为主义者托尔曼、赫尔和斯金纳等人进一步发展和修正。他们坚决反对把抽象的、不可捉摸的心理现象作为心理学研究的对象。他们认为心理学只应该研究看到的、可以琢磨的人和动物的活动与行为，把心理学作为纯自然科学来研究，主张不用"意识、心理、心意状态、意志、思维"等琢磨不透的词汇，而用"刺激、反应、习惯的形成"等来客观地描述。华生在使心理学研究客观化方面发挥巨大作用，其方法论是当今美国心理学的主流，并对行为疗法的产生有重要影响，但其狭隘性也是很明显的。

3. 认知理论（cognitive theory）　该理论是 20 世纪 50 年代在美国兴起的一种心理学理论。它不是由一个心理学家所独创，而是由许多心理学家共同努力发展起来的理论，其中美国临床心理学家爱利斯（A. Ellis，1913-2007）和美国精神病学家贝克（A. T. Beck，1921）的理论在心理治疗领域较具代表性。认知心理学的基本观点是：人不是被动刺激的接受者，人脑中进行着积极的信息加工，这个加工过程就是认知过程，即在感觉登记的基础上，进行编码、译码、存储和提取，也就是知觉、记忆、思维、推理、概念形成、创造、解决问题等过程。以信息加工理论为基础，认知心理学也称为信息加工心理学。

4. 健康信念理论　该理论指建立在心理学理论基础上的，用于解释和预测健康行为的理论。主要用于探索各种长期和短期的健康行为问题，包括危险性行为与艾滋病的传播。健康信念是人们接受劝导、改变不良行为、采纳健康促进行为的关键。

（二）重要心理学派别

1. 构造主义（structuralism）　构造主义的奠基人为冯特，其中著名的代表人物为铁钦纳（E. B. Titchener, 1867-1972）。这个学派主张心理学应该研究人们的直接经验（即意识），并把人的经验分为感觉、意象和激情状态三种元素。感觉是知觉的元素，意象是观念的元素，而激情是情绪的元素。所有复杂的心理现象都是由这些元素构成的。在研究方法上，构造主义强调内省方法。在他们看来，了解人们的直接经验要依靠受试者对自己的观察和描述。

冯特是构造主义心理学的奠基人。他主张心理学研究直接经验，心理学的研究方法只能是实验性的自我观察或内省。冯特用这种方法研究了感觉、知觉、注意、联想等过程，提出了痛觉学说，并根据内省观察提出了情感三维说。他还主张用民族心理学的方法研究高级心理现象，这对社会心理学的产生和发展有重要影响。

2. 功能主义（functionlism）　功能主义的创始人是美国著名心理学家詹姆士（W. James, 1842-1910），其代表人物有杜威（J. Deway, 1859-1952）和安吉尔（J. Angell, 1869-1942）等。功能心理学也主张研究意识，但是他们不把意识作为个别新元素的集合，而是看成一个川流不息的过程。在他们看来，意识是个别的、永远变化的、连续的和有选择性的，意识的作用就是使有机体适应环境。如果说构造主义强调意识的构成成分，那么功能主义则强调意识的功能与作用。以思维为例，构造主义强调什么是思维，而功能主义则关心思维在人类适应中的作用。

3. 格式塔心理学　格式塔是 gestalt 的音译，在德国中主要指"整体"组织的意义，这是同构造主义和行为主义大相径庭的。格式塔心理学的创始人有韦特海默（W. Wertheimer, 1880-1943）等。格式塔心理学认为，整体不能还原为各个部分、各种元素的总和；部分相加不等于全体；整体先于部分而存在，并且制约着部分的性质和意义。格式塔心理学很重视心理学实验。

4. 精神分析学派　该学派是由奥地利维也纳精神病医师弗洛伊德（S. Freud, 1856-1939）创立的，它的理论主要来源于治疗精神病的临床经验。如果说构造主义、功能主义和格式塔心理学重视意识经验的研究，行为主义重视正常行为的分析，那么精神分析学派则重视异常行为的分析，并且强调心理学应该研究无意识现象。

第四节　护理心理学的基本研究方法及方式

(一) 研究方法

1. 观察法

(1) 自然观察法：即在自然情境中对研究对象的个体行为做直接或间接观察记录后，再进行分析，从而获得行为变化的规律。如通过观察研究护士实施生活护理、治疗活动等对病人心理活动和行为方式的影响。

(2) 控制观察法：即在预先设计的一定情境和条件下，对个体行为做直接或间接的观察。观察法在研究病人的心理活动、心理评估、心理护理、心理健康教育中被广泛运用。

2. 调查法

(1) 晤谈法或访问法：通过与被受试者晤谈，了解其心理活动，同时观察其晤谈时的反应，以其非语言信息补充、验证所获得的语言信息，经记录分析得到研究结果。晤谈以一对一为主，但也可以集中进行。此法可用于病人和健康人群，是临床心理护理最常用的方法之一。在晤谈中完成预先拟定的各种调查问题并做记录，常用于研究病人在不同疾病阶段的心理反应。

(2) 问卷法：指采用事先设计的调查问卷，通过书面的形式由受试者填写，然后对收集的资料和数据进行研究的方法。

3. 测验法　也称心理测验法，是采用标准化的心理测验量表或精密的测量仪器，来测量受试者心理品质的研究。此法需采用标准化、有良好信度和效度的测量工具或量表，如人格量表、智力量表、行为量表、症状量表等。

4. 实验法　指在控制的情况下，研究者系统地操纵自变量，使之系统地改变，观察因变量随自变量改变所受到的影响，以探究自变量的因果关系。实验法被公认为科学方法中最严谨的方法，也只有实验法能完整体现陈述、解释、预测、控制这四层次的科学研究目的。实验法在心理学研究领域，除实验室试验外，更多采用将研究延伸至社会实际生活情境中的实地试验。

(二) 研究方式

1. 个案研究　是以个人或某一团体作为研究对象，全面、系统、完整地收集资料，通过对多例个案的分析找出共性问题的一种方式。

2. 抽样研究　是从总体中按照随机化的原则，抽取一定数量的个体，组成样本对其中某一问题进行研究，从而推断总体的研究方法。

模拟试题测试，提升应试能力

一、名词解释

1. 马斯洛的需要层次论

2. 健康信念理论

3. 亚健康状态

4. 认知理论

5. 个案研究

6. 问卷法

7. 构造主义

二、单项选择题

1. 在控制的条件下观察、测量和记录个体行为的一种研究方法是（　　　）

A. 测验法　　　　　B. 问卷法　　　　　C. 实验法　　　　　D. 个案法

2. 下列哪项不属于护理心理学研究对象（　　　）

A. 护士　　　　　　　　　　B. 病人的心理活动

C. 亚健康状态的人　　　　　　D. 健康人

3. 重要心理学派别中构造主义的奠基人为（　　　）

A. 冯特　　　　　B. 詹姆士　　　　　C. 弗洛伊德　　　　　D. 安吉尔

三、简答题

1. 简述护理心理学概念。

2. 护理心理学研究任务是什么？

3. 简述护理心理学国内外发展现状。

4. 护理心理学的基本研究方法有哪些？

第二章

心理过程

学习内容提炼，涵盖重点考点

第一节 心理现象和实质

(一) 心理现象

1. 心理学是研究心理现象发生、发展和活动规律的科学。

2. 心理现象

（1）心理现象：包括心理过程和人格。

（2）心理活动与意识：人与动物心理本质的区别就是人的心理活动出现了动物心理所没有的意识。

(二) 心理实质

心理的本质是人脑对客观现实的主观反映。

1. 心理是脑的功能，脑是心理的器官。

2. 心理是客观现实的反映

（1）客观现实是心理的源泉和内容。

（2）人脑对现实的反映是主观的、能动的。

第二节　认 识 过 程

(一) 感觉

1. 感觉的定义　感觉是人脑对直接作用于感觉器官的刺激物的个别属性的反映。

2. 感觉的分类　①外部感觉；②内部感觉。

3. 感觉的特性

(1) 感受性与感觉阈限：人的感觉能力的大小称为感受性。衡量感受性的指标是感觉阈限。

(2) 适应性：由于刺激物持续作用而引起感受性发生变化的现象称为感觉适应。

(3) 感觉对比：指不同刺激物作用于同一感觉器官时引起感受性发生变化的现象。包括同时对比和继时对比。

(二) 知觉

1. 知觉的定义　是人脑对直接作用于感觉器官的刺激物的整体属性的反映。

2. 知觉的特性

(1) 选择性：把知觉对象从背景中区分出来的特性就称知觉的选择性。

(2) 整体性：当事物的部分属性作用于感官时，人能够根据知识经验来补充其他属性，从而保持认识的完整性，这就是知觉的整体性。

(3) 理解性：人们在知觉过程中，不是被动地反映知觉对象，而是主动地用已有的知识经验对知觉对象做出某种解释，使其具有一定的意义，这就是知觉的理解性。

(4) 恒常性：当知觉条件在一定范围内变化时，人对物体的知觉仍然保持相对不变，这就是知觉的恒常性。

(三) 记忆

1. 记忆的定义　记忆是过去经验在人脑中的反映。

2. 记忆的分类

（1）按照信息在人脑中的储存形式分为：形象记忆、语词记忆、情绪记忆和运动记忆。形象记忆是以感知过的事物表面形象为形式的记忆；语词记忆是以概念、命题等抽象的语言符号为形式的记忆；情绪记忆是以体验过的情绪为形式的记忆；运动记忆是对做过的动作的记忆。

（2）按照信息在人脑中的储存时间分为：瞬时记忆、短时记忆和长时记忆。瞬时记忆又称感觉记忆，视觉约 1/4，听觉 2 ~ 4 秒。瞬时记忆的保持时间不超过 2 秒，当人对事物发生感觉时就会产生瞬时记忆。短时记忆的储存时间比瞬时记忆长，但不会超过 1 分钟。长时记忆是在短时记忆的基础上形成的，其产生的条件是复习，即多次感知的结果，指从几分钟到许多年或终生的记忆。

3. 记忆过程　识记、保持、再认或回忆三个基本过程。

4. 记忆的成功条件　①注意力集中；②积极思维力求理解；③在活动中记忆；④及时复习；⑤合理用脑。

（四）遗忘

1. 遗忘规律　德国心理学家艾宾浩斯率先对遗忘的规律进行了系统研究，并将遗忘规律绘制成坐标图，称为"艾宾浩斯遗忘曲线"。该遗忘曲线揭示了两条规律：一是遗忘与时间成正相关，时间越长，遗忘越多；二是遗忘的进程先快后慢。

2. 影响遗忘的因素　①信息的干扰；②信息的检索；③动机与情绪。

（五）思维

1. 思维的定义　思维是人脑对客观事物间接的和概括的反映。

2. 思维的特性

（1）间接性：指思维是凭借已有的知识经验为媒介，对一些人没有感知过的和不能感知到的事物属性进行的反映。

（2）概括性：是指思维不是对事物具体的、表面的特征的认识，而是对事物共同的、本质的特征的认识。

3. 思维的种类　根据思维过程的凭借物不同分类如下。

（1）动作思维：以实际动作为支柱的思维，也称操作思维或实践思维。

（2）形象思维：是凭借事物的具体形象和表象的联想进行的思维。

（3）抽象思维：是以概念、判断、推理的形式进行的思维。

根据思维探索目标的方向分类如下。

（1）聚合思维：是把各种信息聚合起来，朝同一个方向聚敛进行，形成唯一答案的思维，也称集中思维或求同思维。归纳推理就是聚合思维的方式。

（2）发散思维：是从一个目标出发，沿不同路径，寻找多种不同答案的思维，也称分散思维或求异思维。演绎推理就是发散思维的方式。学生对数学题进行一题多解的试探就是发散思维。

4. 思维过程　思维的过程包括分析、综合、比较、抽象和概括等环节。分析与综合是思维的基本过程。

（1）分析：是在头脑中把事物整体分解为各个部分、各个方面或各种属性的思维过程。

（2）综合：是在头脑中把事物的各个部分、各个方面、各种属性综合为整体的思维过程。

（3）比较：是在头脑中确定事物之间的相同点和不同点及其关系的思维过程。

（4）抽象：是在头脑中把事物的本质特征抽取出来，舍弃其非本质特征的思维过程。

（5）概括：是在头脑中把抽象出来的本质特征综合起来，并推广到同类事物中去的思维过程。

（六）想象

1. 想象的定义　想象是人们对头脑中已有的表象进行加工改造，形成新形象的心理过程。

2. 表象的定义　表象是想象的素材。表象是指曾经感知过的事物在头脑中留下的形象。表象具有直观性和概括性的特点。

3. 想象的作用　想象对人类的认识具有重要作用。首先，想象是人预见未来的重要工具，对于未来将要发生的事物，人可以通过想象予以预见；其次，想象对人的创造性有促进作用。

4. 想象的种类　根据有无预定目的，可把想象分为无意想象和有意想象两类。

（1）无意想象：是没有预定目的、不自觉的想象。梦是无意想象的典型形式。

（2）有意想象：是有目的的、自觉进行的想象。它包括再造想象、创造想象和幻想。

1）再造想象：是根据语言的描述或图样的示意，在头脑中形成的想象。

2）创造想象：是没有任何现成的提示，只根据一定的目标在头脑中独立地创造出新形象的过程。

3）幻想：是与人的愿望相联系并指向于未来的想象。

（七）注意

1. 注意的定义　注意是人的心理活动对一定对象的指向与集中。

2. 注意的特点　指向性和集中性是注意的两个特点。指向性是指心理活动有选择地反映某个对象，而离开其他对象。集中性是指将心理活动停留在所选择的某个对象上的强度或紧张度，它使心理活动不仅离开一切无关的事物，并且抑制多余的活动。

3. 注意的品质

（1）注意的广度：是指一个人在同一时间内所能清楚地注意到的事物数量，也称注意的范围。

（2）注意的稳定性：是指注意长时间内保持在某个对象和某项活动上的特性。

（3）注意的分配：是指在同一时间内把注意分配到两种或两种以上活动中去的能力。

（4）注意的转移：是指根据新的任务，主动地把注意从一个对象转向另一个对象的特性。

第三节　情绪、情感过程

（一）情绪、情感的定义

情绪和情感是人对客观事物是否符合自己需要的态度的体验。

（二）情绪、情感的区别

1. 引起情绪和情感的需要的性质不同 情绪通常是指那种由机体的生物需要是否得到满足而产生的心理体验。情感则与人的社会性需要相联系，情感是人类所特有的。

2. 情绪和情感在稳定性上的差别 情绪带有很大的情景性、激动性和短暂性，它常常在活动中表现出来。情感则既具有情景性，又具有稳定性和长期性。

（三）情绪、情感的特点

1. 情绪、情感有两极性和扩散性两种特性。
2. 情绪、情感的两极性
（1）肯定性和否定性的两极对立。
（2）积极（增力的）和消极（减力的）的对立。
（3）紧张和轻松的对立。
（4）激动和平静的对立。
（5）强与弱的对立。

（四）情绪、情感的分类

1. 情绪状态的分类 根据情绪发生的强度、速度、持续时间等，将情绪分为三种状态。
（1）心境：是一种比较微弱、持续、具有弥漫性的情绪状态。
（2）激情：是一种猛烈的、迅速爆发的、短暂的情绪状态。
（3）应激：是在出乎意料的紧急情况下所引起的高度紧张状态。
2. 情感的分类
（1）道德感：是人们根据一定的道德标准，评价自己和别人的言行、思想、意图时产生的一种体验。
（2）理智感：是与人的求知欲、认识兴趣、解决问题等社会需要相联系的。
（3）美感：是对客观现实及其在艺术中的反映进行鉴赏或评价时所产生的一种体验。美感是由一定的对象引起的，美感的对象包括自然界的事物和现象，以及各种艺术活动和艺术品。

（五）情绪的作用

1. 情绪、情感对动机的影响。
2. 情绪、情感对活动效率的影响。
3. 情绪、情感对人际关系的影响。
4. 情绪、情感对身体健康的影响。

第四节　意 志 过 程

（一）意志的定义

意志是自觉地确定目的，并为实现目的而支配、调节自己的行动，克服各种困难的心理过程。意志是人所特有的心理现象，是人类意识能动性的集中表现。

（二）意志的特征

1. 目的性　意志行动是人经过深思熟虑，对行动目的有了充分的认识之后所采取的行动。
2. 调节性　意志离开了人的行动就不能独立存在。意志对行为起着两种调节功能，即激励功能和抑制功能。激励功能是推动人去从事达到目的所必需的行为；抑制功能是制止不符合预定目的的行为。

（三）意志的品质

意志的品质是人在意志行动中形成的，用来反映一个人意志的优劣、强弱和发展水平。

1. 自觉性　自觉性是指对行动的目的和意义有充分的认识，并能随时控制自己的行动，使之符合于正确的目的的心理品质。盲目性和独断性是缺乏自觉性的表现。
2. 坚韧性　坚韧性是指在行动中百折不挠地克服困难，为实现预定目的坚持到底的心理品质。坚韧性与顽固性有根本的区别。

3. 果断性 果断性是指能根据不断变化的情况适时采取决断的心理品质。与果断性相反的品质是优柔寡断和鲁莽。

4. 自制性 自制性是指善于控制自己的情感和言行的心理品质，也就是根据正确的原则指挥自己、控制自己。与意志的自制性相对立的是任性。

模拟试题测试，提升应试能力

一、名词解释

1. 心理学

2. 感觉

3. 知觉

4. 情绪

5. 记忆

6. 逻辑记忆

7. 情绪记忆

8. 思维

9. 想象

10. 注意

11. 情绪和情感

12. 心境

13. 应激

二、填空题

1. 在_____年，德国心理学家_____创立了第一个_____，标志科学的、独立的心理学创立。

2. 心理学的研究方法包括：_____、_____、_____、_____和个案法。

3. 知觉的基本特性包括：_____、_____、_____和恒常性。

4. 高级的社会性情感包括：_____、_____和美感。

5. 记忆过程包括：_____、_____、_____三个基本环节。

6. 思维的两大特征是：_____、_____。

7. 思维的品质：_____、_____、_____、_____、_____、_____。

8. 皮亚杰认知发展理论分为四个阶段：_____、_____、_____、_____。

9. 需要分为：_____、_____。

10. 意志的品质：_____、_____、_____、_____。

11. 记忆的分类：感觉记忆、_____、_____。

12. 遗忘的规律：_____。

13. 注意的品质：_____、_____、_____、_____。

三、单项选择题

1. 过去经历过的事物再度出现时仍能确认叫做（　　）

A. 再现　　　　B. 再认　　　　C. 识记　　　　D. 保持

2. 心理过程指的是以下过程（　　）

A. 感知觉、记忆、想象、思维、情感意志等

B. 感知觉、记忆、理想、思维、情感意志等

C. 感知觉、记忆、想象、能力、情感意志等

D. 记忆、想象、能力、自我意识、情感意志等

3. 能力分为一般能力和特殊能力，属于特殊能力的是（　　）

A. 记忆能力　　B. 想象能力　　C. 观察能力　　D. 数学能力

4. 短时记忆指在感觉记忆基础上信息能保持（　　）左右的记忆。

A. 1/4 秒　　　B. 2～4 秒　　　C. 半分钟　　　D. 1 分钟

5. 人脑对同类事物的本质属性和事物内在规律性的反映，这是思维的
（　　）

A. 概括性　　　B. 抽象性　　　C. 间接性

D. 逻辑性　　　E. 深刻性

6. 思维的两大特征是（　　）

A. 复杂性、逻辑性　　　　　　B. 逻辑性、概括性

C. 分析性、抽象性　　　　　　D. 间接性、概括性

7. 在大脑里对已有表象进行加工改进并形成新形象的过程称为（　　）

A. 再现　　　　B. 想象　　　　C. 思维　　　　D. 创造

8. 读了柳宗元的《江雪》，头脑中出现一幅"寒江独钓图"，这是一种

（　　　）

A. 创造想象　　　B. 有意想象　　　C. 创造思维　　　D. 再造想象

9. 注意的两个特征是（　　　）

A. 广泛性与集中性　　　　　　　　B. 指向性与稳定性

C. 广泛性与稳定性　　　　　　　　D. 指向性与集中性

10. 情绪的特点不包括（　　　）

A. 情绪的产生多与生理需要的满足有关

B. 情绪常伴有生理性变化

C. 情绪的产生有大的情境性

D. 是人所特有的

11. 人既有情绪又有情感，是因为（　　　）

A. 人既有生理需要又有社会需要

B. 情绪是情感的外在表现

C. 情绪冲动性大，情感少冲动

D. 情感受到情绪的制约

12. 心境是（　　　）

A. 正性情绪　　　　　　　　　　　B. 负性情绪

C. 一种情感　　　　　　　　　　　D. 一种情绪状态

13. "优者见之则优，喜者见之则喜"是指（　　　）

A. 悲哀　　　B. 愤怒　　　C. 情感　　　D. 心境

14. "人逢喜事精神爽"指的是（　　　）

A. 美感　　　B. 激情　　　C. 心境　　　D. 应激

15. 情感是与人的一种需要相联系的体验，这种需要是（　　　）

A. 自然性的需要　　　　　　　　　B. 生理性的需要

C. 社会性的需要　　　　　　　　　D. 精神性的需要

16. 比较微弱又比较持久的情绪状态指的是（　　　）

A. 情绪　　　B. 心境　　　C. 应激　　　D. 激情

17. 按照现代心理学界的标准，四项基本情绪是（　　　）

A. 忧虑、快乐、悲哀和愤怒　　　B. 忧虑、快乐、悲哀和恐惧

C. 忧虑、快乐、恐惧和愤怒　　　D. 快乐、悲哀、恐惧和愤怒

18. 坎农·巴德有关情绪的理论认为情绪的中枢在（　　　）

A. 外周神经系统　B. 大脑皮质　C. 下丘脑　　　D. 丘脑

19. 与人的生理需要满足相联系的态度体验是（　　）

A. 情感　　　　　B. 心境　　　　C. 情绪　　　　D. 激情

20. 心理活动包括（　　）

A. 心理活动及现象　　　　　　　B. 心理过程及人格

C. 人格及性格　　　　　　　　　D. 心理及人格

21. 瞬时记忆的信息，在大脑中保持的时间大约为（　　）

A. 几秒钟　　　　B. 几十秒　　　C. 几十分钟　　D. 1 分钟

22. "入花丛久而不闻其香"的现象是（　　）

A. 感觉的特异性　　　　　　　　B. 感觉的相互作用

C. 感觉的适应性　　　　　　　　D. 联觉

23. 精力充沛，急躁冲动，自制力差，属于（　　）

A. 多血质　　　　B. 胆汁质　　　C. 黏液质　　　D. 抑郁质

24. 记忆过程的规律不包括（　　）

A. 识记　　　　　B. 保持　　　　C. 遗忘　　　　D. 学习

25. 下列哪一项不是基本情绪（　　）

A. 快乐　　　　　B. 愤怒　　　　C. 羞耻　　　　D. 恐惧

26. 下列哪项不属于感知异常（　　）

A. 错觉　　　　　B. 幻觉　　　　C. 联觉　　　　D. 感知综合征

27. 按照探索答案的方向不同，可以把思维分成（　　）

A. 发散思维和聚合思维　　　　　B. 直觉思维和分析思维

C. 受制思维和创造思维　　　　　D. 动作思维和形象思维

四、简答题

1. 简述人的心理现象。

2. 心理的实质是什么？

3. 简述情绪、情感的区别与联系。

4. 如何培养良好的心理品质？

5. 感觉和知觉的关系是什么？

6. 如何培养坚强的意志？

7. 简述创新思维的形成及培养。

8. 影响识记的因素有哪些？

第三章

人　格

学习内容提炼，涵盖重点考点

第一节　人格概述

(一) 人格的概念

人格是个体在适应社会生活的成长过程中，经遗传和环境的作用而形成的稳定而独特的、具有一定倾向性的心理特征。

(二) 人格的特征

(1) 独特性。
(2) 稳定性。
(3) 整体性。
(4) 社会性。

(三) 人格结构

人格主要由人格倾向性和人格特征组成。

1. 人格倾向性　需求、动机、兴趣、信念、世界观、情感反应、认知能力。

2. 人格心理特点　性格、气质、能力。

3. 自我意识

第二节　人格倾向性

（一）需要

1. 需要的定义　需要是人脑对生理需求和社会需求的反映。

2. 需要的分类

（1）根据需要产生的根源，可把需要分为生理性需要和社会性需要。

1）生理性需要：是人脑对生理需求的反映，它又称为生物性需要或原发性需要。

2）社会性需要：是人脑对社会需求的反映。社会性需要是在后天社会化过程中通过学习而形成的需要，是人类所特有的高级需要。

（2）根据需要指向的对象，可把需要分为物质需要和精神需要。

1）物质需要：是对社会物质生活条件的需要。

2）精神需要：是人对精神生活的需要。它是人类特有的需要。

3. 需要层次论　美国心理学家马斯洛提出了一种需要层次论。马斯洛认为，人的需要有五个层次，即生理的需要、安全的需要、归属与爱的需要、尊重的需要、自我实现的需要。

（1）生理的需要：是人最基本、最强烈、最明显的需要，是维持个体生存和种系发展的一种基本需要。

（2）安全的需要：是对稳定、安全、秩序、受保护的需要，是免受恐吓、焦虑和混乱的折磨的需要。

（3）归属与爱的需要：归属的需要主要指个体需要参加和依附于某个组织和个人；爱的需要包括给予和接受爱。

（4）尊重的需要：人对尊重的需要可以分为两类，自尊和来自他人的尊重。自尊包括对获得信心、能力、本领、成就、独立和自由等的愿望；来自他人的尊重包括威望、承认、接受、关心、地位、名誉和赏识等。

（5）自我实现的需要：是指人的成长、发展、利用潜能的需要，是追求自我理想的实现，使个人潜能和才赋得以充分发挥，使人的价值完满实现，这是最高形式的需要。

马斯洛将上述五种需要排列成一个由低到高逐渐上升的金字塔形。这些需要相互联系，彼此重叠。他认为需要层次是发展的，只有当人对低一级的需要得到基本满足后，才会促使高一级需要的产生和发展。人在不同年龄阶段需要的主题不同。

（二）动机

1. 动机的定义　动机是激发和维持个体进行活动，并使活动朝向某一目标的内部原因和动力。

2. 动机的功能　动机对人的活动具有以下调控功能。

（1）引发功能：引发或发动某种活动。

（2）指向功能：使活动指向特定的目标。

（3）激励功能：对活动起维持和加强的作用。

3. 动机冲突分类

（1）双趋冲突：当一个人以同样强度的两个动机去追求两个并存的，但又不能同时实现的目的，产生的动机冲突称双趋冲突。

（2）双避冲突：当一个人遇到两个威胁而都想避开的情境，但又不能全避开时的心理矛盾称双避冲突。

（3）趋避冲突：当一个人对同一事物产生两种相反的动机时，即既想要又怕要的动机冲突称趋避冲突。

（三）兴趣

1. 兴趣的定义　兴趣是力求探索某些事物的带有情绪色彩的意识倾向。

2. 兴趣分类

（1）直接兴趣：是对事物过程需要而产生的兴趣。这种兴趣是由事物本身的特点引起的。

（2）间接兴趣：是对事物未来结果有需要而产生的兴趣。此外，兴趣根据内容可分为物质兴趣和精神兴趣；根据兴趣的社会价值，可分为高尚兴趣和低级兴趣；根据兴趣维持的时间，可分为稳定的兴趣与暂时的兴趣等。

3. 兴趣的品质　兴趣的品质是人在认识事物的过程中形成和表现出来的。兴趣的品质可以概括为以下四个方面。

（1）兴趣的广泛性：是指人兴趣的范围。

（2）兴趣的中心性：兴趣总是指向一定事物，但各人的兴趣指向却因人而异。兴趣的中心性是指是否有中心兴趣或主导兴趣。

（3）兴趣的持久性：又称兴趣的稳定性，是指个体兴趣的持续时间或稳定程度。

（4）兴趣的效能性：即某些兴趣对活动产生的效果。

第三节　人格心理特征

（一）能力

1. 能力的定义　能力是顺利地完成某种活动所必备的人格心理特征。一是实际能力，就是个人在先天遗传基础上努力学习并在行动上所表现出来的能力；另一种是潜能，它是指个体将来可能在行为上表现出来的能力。

2. 能力的分类

（1）能力按倾向性分类，可分为一般能力和特殊能力。

1）一般能力：是指在不同种类的活动中均表现出来的能力。它是有效掌握知识和顺利完成活动所必备的心理条件。一般能力主要包括观察力、想象力、言语能力、记忆力和思维能力。其中，思维能力起着核心作用。一般能力多和认识活动紧密联系着，所以又称为智力。

2）特殊能力：是顺利完成某种专业活动所必备的能力，它又称为专门能力。特殊能力主要包括数学能力、音乐能力、绘画能力、文学能力、教育能力等。

（2）能力按创造性大小分类，可分为模仿能力和创造能力。

1）模仿能力：是指仿效他人的言行举止而引起的与之相类似的行为活动的能力。

2）创造能力：是指在创造活动中能产生出具有社会价值的、独特的、新颖的思想和事物的能力。

（3）从认知对象的维度分类：可分为认识能力、元认知能力、操作能力与社交能力。

1）认识能力：是指个体接受、加工和运用信息的能力。它包括观察能力、思维能力等，是完成各种活动所必备的最基本、最主要的心理条件。

2）元认知能力：就是个体对自己的认识过程进行认知和调控的能力。具体地说，就是个体对自己的认知活动的体验、评价和监控能力。

3）操作能力：是操纵、制作和运动的能力，是人们适应或改变环境、协调自己动作、掌握和施展技能所必备的心理条件。

4）社交能力：是参加社会群体生活，与周围人们相互交往、保持协调所不可缺少的心理条件。

3. 能力的个体差异

（1）能力类型的差异：主要表现在个人的感知、记忆和思维过程中经常采取的习惯化的认知风格上。

（2）能力发展水平的差异：人的智力水平有高有低，有智力超长和智力落后（低能）等差异。

（3）能力表现早晚的差异：①人才早熟，也称智力的早期表现。②中年成才，科学发明的最佳年龄为35岁左右。中年人年富力强，知识基础坚实，实际经验丰富，创造想象力强，善于独立思考，善于分析批判，很少因循守旧。③大器晚成，有些人的才能表现较晚。人的智力可以通过勤奋学习和艰苦劳动而获得高度发展。

4. 影响能力发展的因素　①先天素质；②生存环境；③营养状况；④主观努力等。

（二）气质

1. 气质的定义　气质是个体心理活动在动力方面的反应特征，即心理活动发生时力量的强弱、变化的快慢和均衡的程度，以及心理活动的指向性等。

2. 气质的特性　气质具有天赋性、相对稳定性和可变性。

（1）天赋性：是指气质在很大程度上是由遗传素质决定的。

（2）相对稳定性：是指有着某种独特气质类型的人，常在不同的场合、不同的活动中，表现出同样性质的动力特点。

（3）可变性：是指在相对稳定性的基础上，人的气质还是可以改变的。

3. 气质类型

（1）按体液学说分类：古希腊的希波克拉底认为人体内有四种体液，分别是血液、黏液、黄胆汁和黑胆汁，这四种体液的不同比例混合就形成了不同的气质类型。在体液中，血液占优势的为多血质；黏液占优势的为黏液质；黄胆汁占优势的为胆汁质；黑胆汁占优势的为抑郁质。

（2）按高级神经活动学说分类：巴甫洛夫的高级神经活动学说认为，决定气质特点的三个最主要的神经系统特性是兴奋过程和抑制过程的强度、兴奋和抑制的平衡性、兴奋和抑制的灵活性。神经兴奋和抑制过程的三个基本特性的独特结合就形成了高级神经活动的四种基本类型。

这四种基本类型与体液学说的四种气质类型有对应关系。

1）强而不平衡类型：兴奋比抑制占优势，以易激动、奔放不羁为特点。巴甫洛夫称之为"兴奋型"。

2）强、平衡、灵活型：兴奋和抑制都较强，两种过程易转化。它以反应灵活、外表活泼、迅速适应环境为特征，故称为"活泼型"。

3）强、平衡、不灵活型：兴奋和抑制都较强，两种过程不易转化。它以坚毅、迟缓为特征，故称为"安静型"。

4）弱型：兴奋和抑制都很弱，而且弱的抑制过程占优势。它以胆小、经不起冲击、消极防御为特征，故称"抑制型"。

纯粹属于这四种气质类型的人并不多，而多数人属于两种或三种类型结合的中间型。

4. 气质的意义

（1）气质的类型不决定人的社会价值和智力水平。

（2）气质的职业适应性。

（3）气质特征与因材施教。

（4）气质与心理健康。

（三）性格

1. 性格的定义　性格是个体比较稳定的心理特征，是人对现实比较稳定的态度和习惯化的行为方式。

2. 性格特征

（1）性格的态度特征：在性格结构中具有核心意义，指人在对客观现实的稳固态度方面的特征。

（2）性格的意志特征：指人在调节行为方式方面的特征。

（3）性格的情绪特征：指人表现在情绪活动方面的性格特征。

（4）性格的理智特征：指个体在感知、记忆、想象、思维等认识过程中表现出来的认知特点和风格的个体差异，也称为性格的认知特征。

性格结构的几个特征不是独立存在的，而是彼此紧密联系、相互影响，共同构成性格结构的整体。

3. 性格类型

（1）根据理智、情绪、意志三者在心理功能方面哪一个占优势，可把人的性格类型分为理智型、情绪型和意志型。

1）理智型的人：通常用理智来衡量一切，并支配自己的活动。

2）情绪型的人：内心情绪体验深刻，外部表露明显，情绪不稳定。

3）意志型的人：行动目标明确，积极主动，勇敢、果断、坚定，自制力强，不易为外界因素干扰，但有的人会显得固执、任性或鲁莽。

除以上这三种典型的类型外，还有中间类型。如理智-意志型，情绪-意志型等。

（2）按照心理活动指向于外部世界还是指向于内部世界，可以把人的性格类型分为外向型和内向型。

1）外向型的人：心理活动指向于外部世界。

2）内向型的人：心理活动指向于内部世界。

典型的外向型或内向型的人不是很多，大多数人属于中间型，介于内外向之间，兼有内向和外向的特点。

（3）按照个体活动的独立性程度，可以把人的性格类型分为独立型和顺从型。

1）独立型的人：具有坚定的个人信念，善于独立思考，能够独立地发现、分析和解决问题；自信心强，不易受他人的暗示和其他因素的干扰；在遇到紧急情况和困难时，显得沉着冷静。但有的人则易于主观武断，喜欢把自己的意志强加于人，常常"唯我独是"、"唯我独尊"。

2）顺从型的人：做事缺乏主见，易受他人意见左右，常常不加分析地接受别人的观点或屈从于他人的权势；在突发事件面前，常表现为束手无策或惊慌失措。

（4）根据人们在时间上的匆忙感、紧迫感和好胜心等特点，可将人的性格类型分为 A 型、B 型和 C 型。

1）A 型性格的人：常充满着成功的理想和进取心，整天闲不住，时间感特别强。

2）B 型性格的人：是非竞争型的人。

3）C 型性格的人：把愤怒藏在心里加以控制；在行为上表现出与别人过分合作，原谅一些不该原谅的行为；生活和工作中没有主意和目标；尽量回避冲突，不表现负面情绪，屈从于权威等。

模拟试题测试，提升应试能力

一、名词解释

1. 需要

2. 兴趣

3. 直接兴趣

4. 间接兴趣

5. 动机

6. 气质

7. 双趋冲突

8. 能力

9. 性格

10. 人格

11. 人格倾向

12. 人格心理特征

二、填空题

1. 马斯洛的五种基本需要：_____、_____、_____、_____、_____。

2. 动机冲突主要有哪几种：_____、_____、_____、_____。

3. 古希腊著名医生希波克拉底将人分为：_____、_____、_____、_____四种气质类型。

4. 巴甫洛夫高级神经活动类型说将人分为：_____、_____、_____、_____。

5. 人格的特征：_____、_____、_____。

6. 兴趣类型有：_____、_____、_____。

7. 人格心理特征包括：_____、_____、_____。

三、单项选择题

1. 以下对动机理解错误的是（ ）

A. 是行为的原动力

B. 是在外界诱因下产生的

C. 是推动个体行动的心理动力

D. 以需要为前提

2. 以下哪项属于人的生物性需要（ ）

A. 亲合的需要 B. 信息刺激的需要

C. 避免伤害的需要 D. 社会赞许的需要

3. "前有断崖，后有追兵"，此时的心理冲突属于（ ）

A. 双趋冲突 B. 双避冲突

C. 趋避冲突 D. 双重趋避冲突

4. 动机产生的两个条件是（ ）

A. 需要和目的 B. 诱因和目的

C. 需要和诱因 D. 意志和目的

5. 人格的核心是（ ）

A. 能力 B. 性格 C. 智力 D. 气质

6. 能力分为一般能力和特殊能力，属于一般能力的是（ ）

A. 色彩辨别力 B. 音色分辨力

C. 手指敲击速度 D. 记忆力

7. 某人聪明、好动、热情、反应敏捷，而且容易兴奋和激动，但是常常缺乏耐心和毅力。这种气质类型属于（ ）

A. 黏液质 B. 多血质 C. 抑郁质 D. 胆汁质

8. 多血质相对应的神经活动类型是（ ）

A. 强、不均衡型 B. 强、均衡、灵活型

C. 强、均衡、不灵活型 D. 弱型

9. 强、平衡、不灵活这种神经活动类型所对应的气质类型是（ ）

A. 胆汁质 B. 多血质 C. 黏液质 D. 抑郁质

10. 按照希波克拉底对气质的分类，不属于气质类型的是（ ）

A. 多血质 B. 黏液质 C. 胆汁质 D. 神经质

11. 巴甫洛夫根据高级神经活动类型特征对气质进行分类，不属于上述

四种类型的是（   ）

    A. 活泼型   B. 外向型   C. 兴奋型   D. 抑制性

12.《红楼梦》中的林黛玉，其动作稳定缓慢，观察事物细致入微，敏感多疑，孤独多虑，情感体验深刻而持久。根据高级神经活动类型学说，此神经活动类型属于（   ）

    A. 兴奋型   B. 抑制性   C. 活泼型   D. 安静型

13. 上题中林黛玉的行为特征，说明其气质类型是（   ）

    A. 多血质   B. 黏液质   C. 胆汁质   D. 抑郁质

14. 具有争强好胜、追求成就、攻击性强、缺乏耐心、醉心于工作等行为特征的性格类型称为（   ）

    A. A 型性格   B. B 型性格   C. C 型性格   D. D 型性格

15. 下列选项中哪一项不符 A 型行为特征（   ）

    A. 有时间紧迫感   B. 待人随和

    C. 有竞争性   D. 为成就努力奋斗

16. 人格发展的关键期是（   ）

    A. 3～7 岁   B. 2～3 岁   C. 5～9 岁   D. 0～3 岁

17. 将人格分为内向型和外向型的是（   ）

    A. 荣格   B. 弗洛伊德   C. 斯金纳   D. 霍兰德

18. 精力充沛，急躁冲动，自制力差，属于（   ）

    A. 多血质   B. 胆汁质   C. 黏液质   D. 抑郁质

19. 下面哪一项不是性格的特征（   ）

    A. 性格的态度特征   B. 性格的情绪特征

    C. 性格的理智特征   D. 性格的能力特征

20. 下面哪一项不是动机的功能（   ）

    A. 引发功能   B. 指向功能   C. 激励功能   D. 持续功能

四、简答题

1. 影响人格形成的因素有哪些？

2. 简述人格的特征。

3. 兴趣主要有哪几类？

4. 简述马斯洛的需要层次理论。

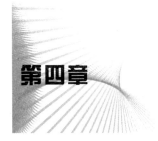

第四章

心理健康、应激与心身疾病

学习内容提炼，涵盖重点考点

第一节　心 理 健 康

（一）心理健康概述

1. 健康与疾病的一般观点　健康不仅是指身体没有疾病或异常，而且是要生理、心理、社会功能以及道德方面都保持完好状态或最佳状态。

疾病是以人为客体，病人的角色有三点。

（1）具有躯体器官功能性和器质性病变的客观症状和体征（疾病，disease）。

（2）心理上有主观的不适感（病感，illness）。

（3）难以应付社会责任（病患，sickness）。

2. 心理健康的标准

（1）健康的基本观点

1）1947年世界卫生组织（WHO）将健康定义为："健康不仅仅是没有疾病，而且是身体上、心理上和社会适应上的完好状态或完全安宁（complete well-being）。"

2）1989年WHO所下最新健康定义为："生理、心理、社会适应和道德品质的良好状态。"

（2）心理健康的概念及标准

1）心理健康的概念：心理健康指人的心理，即知、情、意活动的内在关系协调，心理的内容与客观世界保持统一，并据此能促使人体内、外环境平衡和促使个体与社会环境相适应的状态，并由此不断地发展健全人格，提高生活质量，保持旺盛精力和愉快情绪。

2）心理健康的标准：总的来说心理健康一般有如下标准：①有正常的智力水平；②有健康的情绪特征；③有健全的意志；④有完善的人格；⑤有和谐的人际关系。

（3）心理、社会、文化因素对健康的影响

1）心理因素对健康的影响：认知、情绪状态、人格特质影响人类的健康和疾病过程。

2）社会因素对健康的影响：社会环境本身的动荡和变迁、生活事件、社会支持影响人的健康。

3）文化因素对健康的影响。

第二节　挫　　折

（一）挫折概述

1. 挫折概念　挫折指在有目的的行为情景中，个体在趋向目标的过程中，遇到了不可克服的障碍，使行为进程受阻或被延搁而产生的紧张状态与情绪反应。

2. 挫折产生的原因

（1）客观外界因素：自然环境因素和社会环境因素。

（2）主观内在因素：心理条件和生理条件。

3. 挫折的影响因素　抱负水平、挫折容忍力。

4. 挫折的常见行为表现　包括攻击、退行、固着、冷漠。

（二）挫折的应对

1. 防御机制的概念　人们面对应激情境时，无意识所采取的手段。

2. 防御机制的特征

（1）防御机制的作用在于减弱、回避或消除消极的情绪状态。

（2）防御机制通常不是人们自己故意使用的，它们是无意识或至少部分无意识的。

（3）防御机制通过自我肯定来支持自尊，并保护及防护自己免于伤害。

3. 防御机制分类

（1）自受的防御机制。

（2）幼稚的防御机制。

（3）精神症性防御机制。

（4）成熟的防御机制。

4. 主要心理防御机制

（1）建设性心理防御机制：升华、合理化、补偿、抵消、替代、认同、鼓励、幽默。

1）升华：指个体将社会不能接受的冲动或欲望转向更高级的、社会所能接受的方式表现出来，以达到内心的宁静和平衡。

2）合理化：又称文饰作用和理性化，指潜意识地用一种似乎有理的解释或实际上站不住脚的理由来为其难以接受的情感、行为或动机辩护，以使这种理由为自己接受，其目的是减少或免除因挫折而产生的焦虑，保持个人的自尊。主要的两种表现如酸葡萄心理和甜柠檬心理。

3）补偿：指个人存在真实或想象的躯体或心理缺陷时，通过代偿而得到的非常有效的纠正，即个体意识到在某方面较弱时，便针对该薄弱环节做出较大的努力来克服自卑心理。过多补偿会导致自不量力、自以为是、好斗等，对健康心理不利。

4）抵消：指以某种象征性的活动或事情潜意识的抵消已经发生的不愉快事情，认为那些事情根本没发生过似的，以此来减轻心理不安。

5）替代：当个人所确立的目标与社会的要求相矛盾时，或者受到条件限制而无法达到时，他会设法制定另一个目标，取代原来的目标。例如，人们常说的"条条大路通罗马"就是其中的表现之一。

6）认同：把他人具有的感到羡慕的品质在不知不觉中加到自己身上。

7）鼓励：亦称增强鼓励，指发现目标时，鼓足勇气、克服困难，从而实现动机，使需要得到满足。

8）幽默：以一种诙谐、含蓄、双关、讽喻、巧合等形式，化解挫折困境和尴尬场面。

（2）破坏性心理防御机制：压抑、否认、反向、幻想、投射、推诿。

1）压抑：只把为社会道德规范所不能接受的冲动、欲望、思想、情感等在其尚未察觉时压抑在潜意识层里，或把痛苦的记忆予以选择性遗忘，从而免受动机、紧张、焦虑而形成的心理压力。

2）否认：把发生的不愉快事情加以否认，认为根本没有发生过，以此来逃避心理挫折和痛苦感。例如，患有严重疾病时的否认。

3）反向：对内心的一种难以接受的观念或情感以相反的态度或行为表现出来。例如，对疾病的表现得漠不关心。

4）幻想：当无力克服面对的困难时，以一种非现实的、想象的情境来逃避挫折，以得到自我满足。

5）投射：把自己所具有的，但是又为自己所不喜欢或不能接受的性格、态度、意念、欲望等转移到他人身上，以此逃避内心的不安。

6）推诿：把自己的过失或失败归于自身以外的原因，以推卸责任的方式来减轻内疚，求得心理平安。

第三节　心理应激

（一）心理应激概述

1. 应激概念　应激是个体"察觉"各种刺激对其生理、心理及社会系统威胁时的整体现象，所引起的反应可以是适应或适应不良。

2. 应激源概念及分类

（1）概念：应激源（stressor）指能够引起个体产生应激的各种因素。

（2）分类：根据应激源的来源分为内部应激源和外部应激源。根据应激源的生物、心理、社会属性分为躯体性应激源、心理性应激源、社会性应激源、文化性应激源。根据应激源的可控制性分为控制性应激源和不可控制性应激源。

3. 生活事件　生活事件指人们在日常生活中面临的各种各样的问题，是造成心理应激并可能损害人的健康的主要刺激物。

（二）心理应激过程

1. 应激的生理反应　首先，应激源作用机体后，交感神经-肾上腺髓质系统是最早参与应激反应的系统之一。其次，应激的生理反应发生的机制可用塞里的"一般适应综合征"（general adaptation syndrome，GAS）理论解释，其发生通过心理-神经-内分泌机制实现。最后，当一个人长期处于应激源刺激之下，还会损害人的免疫系统。

2. 应激的心理反应　应激的心理反应分为认知反应、情绪反应和行为反应三种。

（1）应激引起的认知反应：可分为积极、消极两种。适当的应激水平可引起积极的认知反应，但如果应激水平较高或长时间处于高应激状态，就会引起消极的认知反应。

（2）认知引起的情绪反应：也有积极、消极之分。适度的应激水平会使人保持适度的紧张和焦虑，从而有助于完成任务。但当应激水平过高时，身体和心理的紧张则迅速增加，人变得非常焦虑和恐惧。

（3）高强度应激所致行为反应：包括语言问题增加；工作热情降低；对原来兴趣浓厚之事感到索然无味；吸烟、饮酒以及滥用毒品、药物现象增加；睡眠质量下降甚至失眠；以玩世不恭的态度对待别人委托的事情；往往忽视一些新信息，难以注意细节问题；工作出现失误时将责任转嫁于他人；解决多数问题采取事不关己、高高挂起的态度；出现稀奇古怪的行为，严重者还会出现自杀倾向。

（三）应激的理论模式

1. 应激的生理模型　一般适应综合征（GAS）。应激分为警觉反应期、抵抗期和衰竭期三个阶段。

2. 应激心理模型

（1）CPT 模型的三个重要观点

1）认知的观点：认为个体的经验以及所体验到的事件意义是决定应激反应的主要中介和直接动因，即应激是否发生、怎样发生都依赖于个体对自身和环境之间关系的评价。认知评价包括初级评价（primary appraisal）和次级评价（secondary appraisal）。初级评价指个体对情境的性质做出判断，可能是挑战、威胁、损害（丧失）或利益。次级评价指个体对自身应对资源（coping resource）、应对能力进行评价。若个体认为自己完全有能力解决困境，其应激强度就会很低或根本不存在应激体验。

2）现象学的观点：强调与应激有关的特定时间、地点、事件、环境以及人物的具体性。

3）相互作用的观点：认为应激通过个体与环境存在的特定关系而产生，只有个体认为自身无力对付环境需求时才会产生应激体验。

（2）认知心理应激作用：在此模型中，生活事件、认知评价、应对方式、社会支持、人格、心理反应、行为反应以及生理反应等都是应激相关变量，它们可分别从应激源（刺激物）、应激中介变量、应激反应三方面来认识。

（四）应激的应对方式及处理方法

1. 应激的应对方式　个体为管理超出自身资源的需求所做出的认知和行为上的努力，称为应对。

应对的特质性观点认为，应对是一个变化的过程，它随着情境的变化而变化。应对的情境性观点认为，个人应对方式的组成成分中有一些基本应对方式，这些应对方式的使用具有稳定性质，从而构成个体所偏爱的应对风格。综合性的观点认为，应对既具特质性也具过程性。

Lazarus 和 Folkman 把应对分为问题为中心的应对（problem-focused coping）和情绪为中心的应对（emotion-focused coping）两种。

（1）问题为中心的应对：是通过获取如何行动的信息，改变自己的行为或采取行动以改善人与环境的关系的努力。

（2）情绪为中心的应对：是调节自己由外界的伤害、威胁引起的不良情绪的努力。应对方式的测量主要有三种方法，分别是心理、生理和表情测量法、行为观测法和自我报告法。

2. 应激的处理方法

（1）资源：指用以处理应激的基本材料，包括个体、社会和物质的。

（2）策略：①问题处理策略，包括解决问题、社会技能、寻求信息、应激监督；②情绪处理策略，包括紧张消除、认知重组、积极转移、自我暴露或宣泄、逃避和退缩。

(五) 突发灾难事件的心理危机干预

1. 灾难定义 一种严重的生态学和心理社会学破坏,它是极其复杂、具有多个维度的现象,涉及生态学、经济学、物质、心理学、社会学、情绪和政治方面的含义,极大地超出受累人群的应对能力。

2. 突发灾难事件的心理危机干预原则 正常化原则、协同化原则、人格化原则。

3. 突发灾难事件心理干预的一般方法 认知干预、社会支持、药物干预。

(六) 护理工作的应激

护理工作应激是指护理工作中各种需求与护士的生理、心理素质不相适应的一种心理状态。大量研究表明,护士应激水平通常高于医师、药剂师及一般人群,持续高水平的应激对护士的身心健康和工作质量有显著影响。

1. 常见的护理工作应激源

(1) 与工作性质有关的应激源

1) 病人与躯体及心理状态;病人家属与求医心切或其他某种目的;病情变化与工作轻重变化;责任大与"三查七对"等。

2) 工作范围广与治疗执行者、生活管理者;病人状况与病容、呻吟等。

3) 护理环境与紧张气氛、难闻气味。

(2) 与工作负荷有关的应激源:人员不足;工作量大;工作能力,其中工作量偏小也同样会导致技术不能发挥,不能表现自己的能力,引起应激。

(3) 与工作人际有关的应激源:护士和患者的关系;护士和家属的关系;护士和医师的关系;护士和同事的关系。

(4) 与工作期望有关的应激源:病人对护理期望值过大;实际工作与伦理矛盾的处理,如脑死亡病人的抢救和护理、危重病人抢救工作中的情感投入。

(5) 与工作中病人濒临死亡及死亡有关的应激源:否定与震惊;愤怒;矛盾思索;忧郁;被动接受;积极接受。

（6）与家庭和工作矛盾有关的应激源：对丈夫的关心；对孩子的照料；工作劳累的抱怨。

第四节 心 身 疾 病

（一）心身疾病概念

心身疾病概念又称为心理生理障碍。狭义的心身疾病指心理社会因素在疾病的发生、发展过程中起重要作用的躯体器质性疾病，如冠心病、原发性高血压和溃疡病。广义的心身疾病指心理社会因素在疾病的发生、发展过程中起重要作用的躯体器质性疾病和躯体功能性障碍。

1. 心身疾病的范围　美国心身疾病专家最早提出了 7 种心身疾病，包括原发性高血压、支气管哮喘、消化性溃疡病、溃疡性结肠炎、甲状腺功能亢进、神经性皮炎和类风湿关节炎。

从机体各系统和临床各科可分类如下。

（1）消化系统：胃或十二指肠溃疡、神经性厌食、神经性呕吐、溃疡性结肠炎。

（2）心血管系统：心律失常、冠心病、原发性高血压、心肌梗死、心脏神经症。

（3）呼吸系统：支气管哮喘、神经性咳嗽、过度换气综合征。

（4）皮肤：神经性皮炎、瘙痒症、牛皮癣、慢性荨麻疹、湿疹、银屑病。

（5）内分泌系统：甲状腺功能亢进、肥胖症、糖尿病、更年期综合征。

（6）神经系统：睡眠障碍、紧张性头痛、偏头痛、自主神经功能失调。

（7）泌尿生殖系统：月经紊乱、经前期紧张症、功能性子宫出血、性功能障碍、激惹性膀胱炎、遗尿症。

（8）骨骼肌肉系统：腰背痛、书写痉挛、肌痛。

（9）其他：癌症、咽部异物感、梅尼埃综合征、原发性青光眼、口腔炎。

2. 心身疾病的流行病学特征

（1）心身疾病的性别分布：女性高于男性，也有些心身疾病男性高于女性。

（2）年龄分布：患病率高峰为更年期，青年人略高，65 岁以上的老年人和 15 岁以下的少年患病率较低。

（3）职业分布：脑力劳动者高于体力劳动者。

（4）地区分布：工业化水平高的国家和地区高于发展中国家和地区；城市高于农村。

（二）心身疾病的致病因素

1. 心身疾病的致病因素

（1）社会文化因素：一般指人们的生活和工作环境、人际关系、家庭状况、角色、社会制度、经济条件、风俗习惯、社会地位、职业、文化传统、宗教信仰、种族观念等诸多方面的因素。

流行病学调查表明，社会文化背景不同，心身疾病的发病也不同；同一社会文化背景的人群，由于地位和社会分工的不同，心身疾病的发病率各不相同；生活事件也与心身疾病的发病密切相关。

（2）心理因素：可致个体产生损失感、威胁感和不安全感的心理刺激最易致病。积极情绪对生命活动具积极作用；而消极情绪如悲伤、痛苦、恐惧、愤怒、忧郁等，虽然也是适应环境的心理反应，但强度过大或时间过久，都会使个体的心理活动失去平衡，导致神经系统功能失调，对健康产生不良影响。

（3）生理始基：即某些心身疾病病人发病前的生理特点，它决定个体对疾病及种类的易患性。

2. 心身疾病的发病机制　主要介绍 3 种理论。

（1）心理动力理论：由精神分析学家提出，主要重视潜意识心理冲突在各种心身疾病发生中的作用。该理论认为个体特异的潜意识特征决定其特异的心理冲突，从而引起特定的心身疾病。

该理论认为心身疾病的发病有 3 种因素：①未解决的心理冲突；②身体器官的脆弱易感性；③自主神经系统的过度活动性。目前认为，潜意识心理冲突是通过自主性神经系统功能活动的改变，造成某些脆弱器官的病变而致病的。显然，心理动力理论发病机制虽有其一定道理，但它过分夸大了潜意识的作用。

（2）心理生物学理论：该理论认为心理神经中介途径、心理神经内分泌途径和心理神经免疫学途径是心身疾病发病的心理生理中介机制。由于心理社会因素对不同个体可能产生不同的生物学反应，以及不同生物反应过程涉及不同器官组织，因而各种疾病可能存在不同的心理生理中介途径。

（3）学习理论：该理论认为某些社会环境刺激引发个体习得性心理和生理反应，如情绪紧张、呼吸加快、血压升高等，由于个体素质的问题，或特殊环境因素的强化，或通过泛化作用，使得其习得性心理和生理反应被固定，从而演变成为症状和疾病。

（三）临床上常见的心身疾病

1. 原发性高血压

（1）人格特点：大多有易焦虑、易于激动、行为带有冲动性、求全责备、刻板主观等性格特点。也有西方学者认为，原发性高血压病人具有与冠心病病人类似的性格特点，即 A 型性格。日本石川中认为高血压病人的人格为多型性，如具有被压抑的敌意、攻击性与依赖性之间的矛盾，具有焦虑及抑郁的特点，即原发性高血压病人的人格特征并无特异性，它可发生于各种人格特征的个体。

（2）心理特点：①焦虑、紧张；②猜疑；③恐惧；④抑郁；⑤偏执。

（3）心理护理

1）缓解心理应激源：①综合运用观察法和调查法，对病人的心理状态进行科学、客观的评估，并了解最近一个时间段内生活事件对病人的影响。②在了解病人心理状态及生活事件影响的基础上，运用言语技巧，有效缓解病人的心理压力。③帮助病人理清思路，客观正确地评价自己的能力，正确对待自己所处的社会环境及遇到的生活事件，正确调节对自身的期望值。

2）指导病人实施自我心理护理：①建立合理认知；②控制情绪；③合理安排生活。

3）针对负性情绪实施心理疏导：①帮助病人客观认识自己的境况；②帮助病人了解自己应对困难的能力；③鼓励病人建立适当的心理宣泄途径；④引导病人发挥主观能动性。

2. 冠心病

（1）人格特点：美国心脏病专家弗里德曼和罗森曼等在 1950 年研究发现，A 型人格是冠心病病人的典型人格，特点为好胜、竞争心强、不怕困难、勇于进取。他们性格外向、锋芒毕露、说话急速有力、易急躁、易怒、好激动、不能容忍自己看不惯的事情。他们对自己漠不关心，不知道休息和照料自己，不会享受生活的乐趣，整天处于"紧张状态"。

（2）心理特点：①恐惧；②焦虑；③抑郁；④药物依赖心理。

（3）心理护理

1）纠正不合理认知，帮助病人了解心脏的结构、冠心病的形成原因及常见诱发因素，使病人对疾病形成正确的认识。帮助病人了解冠心病用药的一般知识，以便合理运用药物的心理效应，最大限度地发挥药物的生理效应，克服不利于疾病康复的依赖心理。

2）实施行为矫正：①通过观察并结合 A 型行为量表，评估病人是否属于 A 型行为；②与病人一起研究制订训练计划，明确训练目标，确定哪些是应该矫正的行为；③制订具体的矫正目标；④设置评价标准；⑤实施具体矫正措施。

3）稳定情绪：①评估病人的情绪状态；②指导病人合理运用自我暗示；③指导病人处理各种关系；④指导病人消除负性情绪。

4）正确的健康指导：指导病人合理饮食、起居，做到劳逸结合；矫正嗜烟或嗜酒、过食等不良行为；严禁看易引起激动的电影、书籍等，避免情绪激动、精神紧张等诱发心绞痛和心肌梗死。

3. 消化性溃疡

（1）人格特点：溃疡病人具有负责、进取、强烈的依赖愿望，易怨恨、常压抑愤怒等人格特征。用艾森克人格问卷进行严格的配对研究，发现消化性溃疡病人具有内向及神经质的特点。但也有许多研究表明，虽然人格特征与消化性溃疡疾病有关，但并无特异性。

（2）心理特点：①焦虑；②抑郁；③恐惧。

（3）心理护理

1）合理认知疾病，向病人介绍疾病有关的基本知识、注意事项、治疗方法，并随时耐心细致地解答病人的各种疑问，使病人了解其所患疾病的病因、特点、控制方法及治疗手段。

2）提供心理支持：①建立和谐的护患关系；②倾听病人的倾诉；③鼓励与安慰；④解释。

3）加强健康指导，指导病人预防复发。

4. 支气管哮喘

（1）人格特点：近年的研究认为，支气管哮喘没有单纯或统一的人格类型；许多哮喘病人（约占 1/2）有强烈乞求他人（特别是母亲及其替代者）保护的潜意识愿望，且此愿望使病人对与母亲分离特别敏感；特殊的乞求愿望由母亲对哮喘儿童的态度所引起。

（2）心理特点：①紧张、焦虑；②烦躁、恐惧。

（3）心理护理

1）发作期心理护理的重点是提供心理支持。

2）缓解期：①了解发作诱因；②针对性心理护理；③指导病人自我心理护理。

5. 癌症

（1）人格特点：情绪表达减少和压制情绪（特别是愤怒、怨恨、攻击、敌意等负性情绪）反应。行为上表现为与他人过分合作，原谅一些不该原谅的行为，尽量回避各种冲突，不表达负面情绪（特别是愤怒），屈从于权威等。

（2）心理特点

1）发现期心理特点：焦虑伴侥幸。

2）确认期心理特点：①恐惧；②怀疑与否认；③愤怒与沮丧；④认可和依赖。

3）治疗期：病人的心理特点随着治疗及病情变化而变化。如采用手术治疗的病人，会表现出手术前和手术后的心理特点；放疗和化疗的病人由于治疗带来的毒副作用，会导致病人出现严重的心理反应。

（3）心理护理

1）慎重告之诊断：提倡根据病人的人格特征、适应能力、病情轻重、病程及对恶性肿瘤的认识等，慎重决定如何告知病人真相及告知的时间及方法。

2）协助行为矫正：与病人共同分析其不健康生活方式、行为与肿瘤发生、发展、治疗、转归的关系，使病人意识到不健康生活方式及行为的危害性，并在生活中努力进行矫正。

3）积极心理暗示：调动病人自身的潜能，达到利用病人的精神力量促进疾病好转或发挥药物最大效能的目的。

4）实施心理疏导：①纠正错误认知，正确"认识癌症"；②放松训练，改善焦虑、抑郁等不良情绪；③给予信息支持。

5）引导有效应对：引导病人恰当运用心理防御机制，保持心理平衡。

6）强化社会支持。家庭成员与医护人员共同做好病人的心理护理；单位领导的关怀，同事、亲朋的探望慰问，可以缓冲病人的情绪障碍，增强战胜疾病的勇气。

7）榜样示范：病友之间的榜样示范作用及相互支持；组织病人与"抗癌明星"座谈。

6. 糖尿病

（1）心理特点：①负性情绪，如焦虑、恐惧、悲观及失望；②怀疑、拒绝；③厌世。

（2）心理护理

1）情绪疏导：①真诚交流；②鼓励病人倾诉；③转移注意力；④提供积极信息。

2）健康教育：①教育前评估：了解病人对糖尿病的认知、病人关心的问题、对健康的需求，以及病人存在何种与糖尿病有关的不良行为和习惯等。②选择教育内容：糖尿病的概况、概念、饮食指导、运动治疗、口服降糖药知识、胰岛素知识及操作技术、低血糖临床表现及处理方法、糖尿病并发症知识、血糖自我监测的方法及意义、糖尿病常见并发症的护理等。③确定教育方式：小组教育、病房走廊宣传栏、个别教育等。④效果评估。

3）鼓励参与：鼓励病人积极参与糖尿病的教育或与病友交谈。

4）倡导自我心理护理：①正确认识糖尿病；②放松情绪；③愉悦心情。

7. 甲状腺功能亢进（甲亢）

（1）心理特点：情绪不稳；易激惹；敏感多疑；淡漠。

（2）心理护理

1）实施心理疏导：①对于情绪不稳易激惹的病人，一方面，护理人员应认识其性格改变是由疾病所致，并向病人耐心解释甲亢得到控制后其情绪即会好转；另一方面，指导病人进行情绪宣泄。②对于敏感多疑的病人，分析其疾病产生的根源和形成过程、疾病的本质和特点；对于其病情变化给予耐心细致的解释。③对于淡漠特点的病人，鼓励病人与其周围人多交流。

2）争取家属、亲友的理解配合：向病人家属讲解甲亢的成因、病人性情变化的原因、治疗甲亢的各种方法及其优缺点，以取得病人家属的理解和配合，使他们协助医护人员共同调动病人的积极性。

8. 青光眼

（1）心理特点：紧张、恐惧；忧虑、担心；烦躁、冲动。

（2）心理护理：提高对疾病的认知能力；提供心理支持。

9. 银屑病

（1）人格特征：银屑病病人具有高抑郁和内向性人格特征，他们往往表现为内向、固执、交往困难、抑郁、敏感、紧张性高、过于自我控制、缺乏自信、与他人心理距离大、孤独等。

（2）心理特点：抑郁；担心；易激动。

（3）心理护理：提高病人对疾病的认知能力；引导病人培养乐观情绪；提供社会系统的支持。

模拟试题测试，提升应试能力

一、名词解释

1. 心理健康

2. 心理应激

3. 心身疾病

4. 心理障碍

5. 挫折

6. 应激

7. 应激源

8. 应对

9. 健康

10. 人格障碍

11. 焦虑

二、填空题

1. 心理健康的标准：_____、_____、_____、_____、_____。

2. 影响子女心理健康的家庭因素有：_____、_____、_____、_____。

3. 中年人的心理特点：_____、_____、_____。

4. 常见的神经症包括：_____、_____、_____、_____、_____。

5. 影响挫折感受性与耐受力的因素有：_____、_____、_____、_____。

6. 塞里应激反应三个阶段：_____、_____、_____。

7. 突发灾难事件心理干预的基本原则及一般方法：_____、_____、_____、_____。

8. 心理挫折的常见行为表现：_____、_____、_____、_____。

9. 主要的心理防御机制：_____、_____、_____、_____、_____。

10. 冠心病的心理特点：_____、_____、_____、_____。

三、单项选择题

1. 成年个体遇到极伤心的事，会像个孩子似的号啕大哭。这种挫折后的反应是（　　）

A. 直接攻击　　　B. 退行　　　C. 固着　　　D. 间接攻击

2. 否认、曲解和外射属于（　　）

A. 自恋型心理防御机制　　　B. 不成熟型心理防御机制

C. 神经症型心理防御机制　　　D. 成熟型心理防御机制

3. "以小人之心度君子之腹"属于心理防御机制中的（　　）

A. 投射　　　B. 转移　　　C. 合理化　　　D. 抵消

4. 在 GAS 模式中机体出现各种复杂的神经生理变化，动员全身的资源抗拒应激源，此期为（　　）

A. 警觉反应期　　　B. 抵抗期　　　C. 衰竭期　　　D. 稳定期

5. 同样的应激源对不同的个体会产生（　　）

A. 相同的反应　　　B. 不同的反应　　　C. 类同的反应　　　D. 积极的反应

6. 心理健康的标准不包括（　　）

A. 躯体健康　　　B. 正常的智力水平

C. 健康的情绪特征　　　D. 健全的意志

7. 影响健康的社会因素不包括（　　）

A. 政治动荡　　　　B. 经济变革　　　C. 生活事件　　　D. 社会支持

8. "酸葡萄心理"所属的防御机制是（　　　）

A. 合理化　　　　　B. 升华　　　　　C. 反向　　　　　D. 代偿

9. 影响健康的心理因素不包括（　　　）

A. 认知能力　　　　B. 情绪状态　　　C. 人格特征　　　D. 生活事件

10. 与癌症的发生最为密切的性格类型为（　　　）

A. A 型性格　　　　B. B 型性格　　　C. C 型性格　　　D. D 型性格

11. 加拿大生理学家 Selye 首先提出应激概念的时间是（　　　）

A. 1932 年　　　　B. 1963 年　　　C. 1936 年　　　D. 1948 年

12. 人类生活中，最为普遍的一类应激源为（　　　）

A. 躯体性应激源　　　　　　　　B. 心理性应激源

C. 不可控制性应激源　　　　　　D. 文化性应激源

13. 由重大生活事件所引起的心身反应是（　　　）

A. 应激反应　　　　B. 打击反应　　　C. 困扰反应　　　D. 激活反应

14. 因工作负荷大，环境温度高，噪声较大，人际关系复杂，给心身健康带来压力的应激是（　　　）

A. 日常生活应激源　　B. 职业性应激源

C. 环境应激源　　　　D. 内源性应激源

15. 一位中年妇女与丈夫吵架因矛盾无法化解一赌气回了娘家，该种挫折后反应属于（　　　）

A. 冷漠　　　　　　B. 直接攻击　　　C. 退行　　　　　D. 固着

16. 以现代医学观冠心病属于哪一类疾病（　　　）

A. 单纯躯体疾病　　B. 神经症　　　　C. 流行疾病　　　D. 心身疾病

17. 护士帮助病人有效应对应激方法属于（　　　）

A. 增强防御机制　　B. 减轻紧张　　　C. 耐心劝导　　　D. 重新评价情景

18. 护士所用方法能有效地消除病人心理问题的原因是（　　　）

A. 增强病人对威胁情景的控制能力

B. 接受心理方面的暗示

C. 提高思想觉悟

D. 得到护士的热情劝告

19. 可引起机体相应的功能障碍和器质性病变的选项是（　　　）

A. 心理社会因素作用过强　　　　B. 个体对疾病的认识

C. 心理社会因素作用持续过短　　D. 精神疾病对心理影响过程

20. 身心反应所涉及的方面包括 （　　　）

A. 天灾人祸　　　B. 亲人去世　　C. 语言环境改变　　D. 以上均是

21. 应激情绪反应所涉及的方面不包括 （　　　）

A. 注意容易分散　　　B. 短期和长期记忆力减退

C. 焦虑和恐惧　　　　D. 逃避

22. 下列哪项是 Alexander 最早提出的心身疾病 （　　　）

A. 原发性高血压　　　B. 甲状腺功能亢进

C. 支气管哮喘　　　　D. 以上均是

23. 糖尿病发生和加重的重要因素除生理病理学因素外还包括 （　　　）

A. 长期过度紧张　　　　　　　B. 人际关系不协调

C. 突发的不幸事件　　　　　　D. 以上均是

24. 糖尿病健康教育前评估的内容主要包括 （　　　）

A. 病人对糖尿病的认知

B. 病人存在与糖尿病有关的不良习惯

C. 病人存在与糖尿病有关的不良行为

D. 以上均是

25. C 型人格的特征包括 （　　　）

A. 情绪表达减少　　　　　　　B. 与他人过分合作

C. 回避各种冲突　　　　　　　D. 以上均是

26. 近年研究发现支气管哮喘病人的人格特点 （　　　）

A. 没有单纯或统一的人格类型

B. 约二分之一的病人有强烈乞求他人保护的潜意识愿望

C. 特殊的乞求愿望由母亲对哮喘儿童的态度所引起

D. 以上均是

27. 心身疾病发病的地区分布不包括 （　　　）

A. 发达国家高于发展中国家

B. 发达国家低于发展中国家

C. 城市高于农村

D. 以上均是

28. 心身疾病的致病因素包括 （   ）

A. 社会文化因素   B. 心理因素   C. 生理因素   D. 以上均是

29. 国外研究者用艾森克人格问卷进行严格的配对研究发现消化性溃疡病人具有 （   ）

A. 内倾神经质   B. 精神质   C. 神经质   D. 外向型

30. B 型人格的特征包括 （   ）

A. 竞争心强   B. 不易受外界干扰

C. 不会享受生活   D. 压抑负性情绪

31. 冠心病病人的心理特点不包括 （   ）

A. 恐惧   B. 焦虑   C. 抑郁   D. 冷漠

32. 原发性高血压病人的人格特点大多具有 （   ）

A. 焦虑易激动   B. 行为冲动   C. 刻板主观   D. 以上均是

33. 生活事件与心身疾病的发病的关系取决于 （   ）

A. 生活事件的强度

B. 生活事件的频度

C. 个人对生活事件的体验及态度

D. 以上均是

34. 研究发现，LCU 一年累计超过 300 者，则次年患病可能性高达 （   ）

A. 50%   B. 60%   C. 70%   D. 80%

35. 人类生活中，最为普遍的一类应激源为 （   ）

A. 躯体性应激源   B. 心理性应激源

C. 社会性应激源   D. 文化性应激源

36. 心身疾病流行病学特征不包括 （   ）

A. 年龄分布   B. 受教育程度分布

C. 职业分布   D. 性别和地区分布

37. 近 25 年的研究发现，原发性高血压除与遗传因素、肥胖、高盐摄入等有关外，下列哪项影响也相当重要 （   ）

A. 经济条件   B. 年龄   C. 居住环境   D. 生理始基

38. 下列哪项不是原发性高血压病人的心理特点 （   ）

A. 攻击   B. 焦虑   C. 猜疑   D. 偏执

39. A 型人格是下列哪类疾病典型的人格特点（　　　）

A. 冠心病　　　　　B. 支气管哮喘　C. 糖尿病　　　D. 消化性溃疡

40. 消化性溃疡病人的主要心理特点不包括（　　　）

A. 焦虑　　　　　　B. 偏执　　　C. 抑郁　　　　D. 恐惧

41. C 型人格是下列哪类疾病典型的人格特点（　　　）

A. 冠心病　　　　　B. 支气管哮喘　C. 恶性肿瘤　　D. 糖尿病

42. 下列哪项不属于心理性应激源（　　　）

A. 心理冲突　　　　B. 噪声　　　C. 工作压力　　D. 挫折

43. 下列哪项不属于应激的心理反应（　　　）

A. 情绪反应　　　　B. 认知反应　　C. 行为反应　　D. 挫折反应

四、简答题

1. 正常心理与异常心理的判断标准有哪些？

2. 老年期心理健康要点有哪些？

3. 老年人的心理特点及心理护理是什么？

4. 个体需要的特点是什么？

5. 常见的人格障碍类型有哪些？

6. 防御机制有哪些特征？

7. 简述一般应激适应综合征。

8. 简述常见的应激源。

9. 简述应激的处理方法。

10. 简述冠心病病人的心理护理。

11. 简述癌症病人的心理特点及心理护理。

12. 请结合已有的专业知识探讨原发性高血压病人的心理护理。

13. 应激引起的生理反应有哪些？

14. 应激的应对方式有哪些？

15. 常见的护理工作应激源有哪些？

16. 影响护士工作应激的主要因素有哪些？

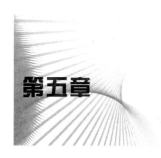

第五章

心理危机干预

学习内容提炼，涵盖重点考点

第一节　心理危机概述

（一）心理危机的概念

心理危机，简称危机，是指人的一种心理状态，即当人们遭遇突然或重大的生活目标挫折，运用个人常规处理问题的方法无法解决，而出现的解体和混乱的暂时心理失衡状态。

（二）心理危机的特征

1. 特征

（1）危机与机遇并存。

（2）危机是一种正常的生活经历。

（3）危机程度与发生事件的强度不一定成反比。

（4）危机具有复杂的症状。

（5）危机缺乏万能的或快速的解决方法。

（6）危机是有时间限度的。

（7）危机具有普遍性和特殊性。

2. 危机类型

（1）发展性危机（developmental crisis）。

（2）遭遇性危机（situational crisis）。

（3）存在性危机（existential crisis）。

3. 诱发因素

（1）重大的自然灾难和意外事故：如地震、海难、空难、车祸等。

（2）疾病：特别是突发威胁生命的恶性疾病或者是长期的慢性病困扰。

（3）丧失因素：涉及人员、财产、职业、躯体、爱情、地位、尊严的丧失，如亲人亡故、失业、失恋、突发致残等。

（4）人际关系紧张：严重或持续地人事纠纷易陷入心理危机，如家庭纠纷等。

（5）适应问题：多指上学、离退休、移民等事件造成的对新的环境或状态的适应性心理应激。

（6）矛盾冲突：理想与现实难以决断的矛盾，如升学挫折、过劳等危机。

（三）心理危机干预的概念

心理危机干预即心理救助、心理援助。危机干预（crisis intervention）是指对处于困境或遭受挫折即处于危机状态下的个体给予关怀、支持及使用一定的心理咨询与治疗方法予以援助，使之恢复心理平衡。使其情绪、认知、行为重新回到危机前水平或高于危机前的水平。

危机干预是一种从简短心理治疗（brief psychotherapy）基础上发展起来的帮助处于危机状态下的个体度过危险的方法。危机干预需要救助者倾听个体的陈述，所以也有人称其为倾听治疗（listening therapy）。

危机干预的目的可以分为三个层次。

1. 最低目标 处于危机中的人重新获得心理控制，避免自伤或伤人。

2. 中级目标 让受助者恢复心理平衡，恢复到危机前的功能水平。

3. 最高目标 使受助者达到高于危机前的功能水平，促进人格成长。

（四）心理危机干预的方法

1. 危机干预的时间 危机干预是有时间限制的，通常持续6～8周。因此，危机干预的时间一般在危机发生后的数小时、数日或是数星期。

2. 危机对各要素的评估　无论面对什么样的危机，危机干预工作者必不可少，贯穿干预过程始终的工作就是对危机各要素的评估，主要包括以下几个方面。

（1）危机的严重程度。

（2）求助者目前的情绪状态。

（3）替代性的解决方法、应付机制、支持系统和其他资源。

（4）求助者自杀的可能性和危险性。

3. 对求助者的干预　在危机进行全面评估后，危机干预工作者可按以下六个步骤对求助者进行干预。

（1）确定求助者的问题。

（2）保证求助者的安全。

（3）给予求助者支持。

（4）向求助者提出并验证可变通的应对方式。

（5）和求助者一起制订解决问题的计划。

（6）得到求助者的承诺。

第二节　常见心理危机的干预

（一）灾难危机干预

1. 灾难性危机的定义及行为界定　所谓灾难性危机，是指人们遭遇突然或重大灾难后所形成的心理创伤或心理障碍（如创伤后压力心理障碍症，PTSD）。灾难有自然灾难和人为灾难之分，自然灾难有地震、海啸、洪水、泥石流等；而人为灾难中常见的有战争、经济衰退、空难、暴发流行性或烈性传染病等。因此，灾难性危机也可做类似划分，分为自然灾难性危机和人为灾难性危机两种。

科斯基（Kolski）等对存在灾难性危机的人群进行了如下的行为界定。

（1）肾上腺功能增高的搏斗或逃跑反应：感觉过敏、心率加快和过度换气。

（2）情感反应：震惊、失去信心、困惑、无助、失控、易激惹、幸存者自罪、焦虑、绝望、恐惧和悲伤。

(3) 躯体反应：睡眠和食欲障碍、疲乏、脱水和排泄模式变化。

(4) 儿童中出现依赖、假装或攻击行为及退缩行为。

(5) 以思维梦境、错觉、闪回或反复出现的表象的行为再次体验灾难。

(6) 明显回避唤起对灾难的回忆和刺激，如思维、情感、谈话、活动、地点等。

2. 灾难性危机的干预

(1) 灾难性危机干预的首要任务是以关爱为本，保证求助者在经历灾难后能获得切实的人身安全保障，并满足他们基本的饮食、衣着、卫生、睡眠等需要。

(2) 要对求助者的应激状况进行评估，并提醒当事人这是对灾难的常见反应。

(3) 干预者要运用良好的倾听和反应技术，持真诚接纳的态度，慎重地、渐进地请求助者回忆他在灾难之前和之后近期的所见、所闻和感受，因为教育求助者分享灾难的情感和细节将有助于从情感创伤中恢复，使他们接受现实而不是拒绝现实。在他们试图接受整个事件时给予充分的理解和帮助，以尽快稳定情绪。除此之外，还要探索求助者导致对灾难产生消极情感反应的歪曲认知，并帮助他进行负性情感宣泄、转化以及认知的转变。

(4) 还应帮助求助者建立其他的社会支持系统，如指导求助者与灾难区域内及远离灾难发生地的家庭成员间保持开放的交流渠道，鼓励求助者接受来自爱人、邻居、社区成员、志愿者及陌生人的帮助和支持。另外，还要帮助他们学习应对灾难的策略，增强自己的应激能力，减轻无助感。

(二) 自杀和凶杀性危机干预

(1) 自杀和凶杀是与精神障碍密切相关的病态行为，需要危机干预工作者及精神卫生工作者的高度重视。

(2) 自杀和凶杀性危机的行为界定。

(3) 自杀和凶杀性危机干预。

(三) 成瘾性危机干预

1. 成瘾性危机的定义及原因　成瘾性是指对某种事物逐渐产生的精神上

的依赖或病态的嗜好。目前而言，成瘾性危机主要有化学物质依赖成瘾性危机和非化学物质依赖成瘾性危机两种情况。一般认为，社会文化态度是成瘾问题和成瘾物质使用类型的主要决定因素。

2. 成瘾性危机的干预　由于受多种转移性危机所困扰，成瘾的预后很差。

（四）虐待性危机干预

1. 虐待性危机的定义及类型　虐待是指以打骂、体罚、冻饿、性摧残、患病不给予治疗等方法迫害他人的暴力行为，主要包括身体虐待和精神虐待两种方式。

2. 受害者行为反应　遭受虐待的受害者可能会有如下反应。

（1）害怕。

（2）没有情绪上的反应，看起来似乎不受影响。

（3）感到羞耻、下贱、堕落。

（4）立即体验生理和精神创伤的痛苦，或长期饱受心灵的创伤。

（5）出现功能性的损伤。

（6）责备自己，并有犯罪感。

（7）出现与人交往障碍，不信任别人。

（8）出现怪异的动作和表情，经常走神，做噩梦，清晰地回忆与施暴者在一起或施暴者以外的人遭遇的情形，或者出现想象的复仇情形。

（9）感到对施暴者的仇恨和气愤。

（10）随着时间的推移，尽管大多数受害者会找到应对应激事件和恢复的方法，继续他们的生活，但其心理状态已发生巨大的改变。

（11）不愿意与家人、朋友以及其他人谈及施暴者。

3. 虐待性危机的干预　对虐待性危机的干预可按危机干预模式进行。

（五）居丧危机干预

1. 居丧危机的定义及类型　居丧危机是指由于丧失居丧而导致的心理危机，重点是指由于死亡（丧失生命）的强烈悲伤反应而导致的心理危机。居丧的类型包括配偶死亡、子女死亡、自杀后居丧、宠物死亡等，与死者关系越密切的人，产生的悲伤反应越严重。

2. 居丧反应　科斯基等研究发现，处于居丧危机中的个体可能出现下面一些行为表现。

（1）以否认、混淆、注意力集中不良、丧失决定的能力、发汗、颤抖或昏厥为迹象的休克反应。

（2）哭泣、歇斯底里、不信任或愤怒的情感反应。

（3）兴奋、侵略性行为、肌肉紧张、社会退缩或类胎儿蜷缩姿势的行为反应。

（4）虚弱、疲劳、气短、食欲丧失、头痛、恶心或头昏眼花。

3. 居丧危机的干预

（六）过度疲劳危机干预

1. 过劳危机的定义和主要特征　过劳危机，即劳动者在非生理的劳动过程中，由于正常工作规律和生活规律遭受破坏，而个人按常规方法无法应对时所出现的心理失衡状态。过劳、疾病、死亡三者的关系是过劳是死亡的诱因，疾病是死亡的直接原因。

过劳危机的主要特征如下。

（1）积劳成疾，未老先衰。

（2）过度诱死，英年早逝。

（3）过劳危机与自杀危机相生。

2. 过劳危机的心理成因

（1）工作、生活的重压。

（2）社会支持系统的缺失或错位。

（3）价值观的迷失。

3. 过度危机的干预

（1）要纠正过劳者的非理性信念。

（2）从中国人的个性特征出发，帮助劳动者提高自身的文化修养。

（3）应尽快建立完善的保障劳动者合法权益的社会支持系统。

模拟试题测试，提升应试能力

一、名词解释

1. 心理危机

2. 心理危机干预

3. 成瘾性危机

二、填空题

1. 危机的类型包括_____、_____、_____。

2. 危机的诱发因素主要有疾病、_____、_____、适应问题、_____和_____。

3. 灾难性危机可以分为_____和_____。

4. 常见的危机干预_____、_____、_____、_____、_____和_____。

三、简答题

1. 心理危机的特征是什么？

2. 常见的心理危机有哪些？怎样对其进行相应的危机干预？

第六章

护理心理评估

学习内容提炼，涵盖重点考点

第一节 心理评估概述

(一) 心理评估的概念

心理评估是指应用多种方法获得信息，对个体某一心理现象进行全面、系统和深入的客观描述的过程。

(二) 心理评估在护理工作中的功能

(1) 筛查心理护理对象。
(2) 提供心理护理实施依据。
(3) 评估心理护理实施效果。

(三) 护士实施心理评估的原则和注意事项

1. 实施原则

(1) 动态性原则：病人的心理活动并非一成不变，它随疾病的变化而波动。临床心理评估不可一蹴而就，必须因时而异，动态评估病人的心理状况。

(2) 综合性原则：不少临床护士认为只有使用心理量表才是心理评估，其实量表评估也存在局限性。临床心理评估的方法各有其侧重点，只有综合运用才能获得全面的信息，准确地评估病人的心理状态。

2. 注意事项

（1）尊重病人权益，保护病人隐私。

（2）对心理评估者的要求：评估者的素质与评估的实施及效果密切相关。评估者一般应具备专业知识和心理素质两个基本条件。

第二节　心理评估的常用方法

（一）行为观察法

行为观察法是指在完全自然或接近自然的条件下，对个体的可观察行为进行有目的、有计划地观察记录。

1. 行为观察的设计

（1）观察的目标行为：包括仪表、体形等，但不可将目标所有行为都进行观察，否则将顾此失彼，达不到效果。对每种行为应给予明确的定义。

（2）观察情境：应注意观察护士的位置应能保证观察的现象全部清晰地落在视野之内；保证不影响被观察者的常态；注意同一被观察者在不同情境下所表现行为的不同。

（3）观察时间：要确定每次观察持续的时间和每天观察的次数。

（4）观察的记录方法

1）叙述性记录：可采用笔记、录音、录像或联合使用，将观察到的情况记录下来。

2）间歇性记录：又称时间间隔样本，是指在观察中有规则地每隔同样长短时间便观察和记录一次。

3）评定性记录：根据评定量表的要求进行观察和记录。

4）事件记录：又称事件样本，记录在一次观察期间目标行为或事件的发生频率。

2. 行为观察法的注意事项

（1）尽可能客观、完整和准确地观察事件或目标行为。

（2）注意被观察者的行为如何被他人的语言、非语言因素以及周围的环境所影响或改变。

（3）记录某一事件的发生及其全过程。

（4）观察者应认识到自己对被观察者的整体印象，评价自己的这种印象可能会对观察结果产生何种影响。

（5）在观察和评估过程中，观察者要经常意识到自己的"角色"，特别是自己的感觉和反应。

（6）观察者要控制自己，不对那些与目标行为关系不大的特殊行为和突发事件发生兴趣。

（7）对于与自己年龄或文化背景相差悬殊的人，观察者在分析结果时应尽可能从被观察者角度而不是从自己的角度去理解他们的行为。

（8）对观察到的行为的产生原因进行合理探索和解释。

3. 观察法的优点与缺点

（1）优点：①观察的资料比较真实；②简便，易于操作；③应用范围广泛；④对特殊人群的应用。

（2）缺点：①不易定量，结果差异大；②受观察者因素影响。

（二）访谈法

1. 访谈法的概念与分类　访谈法是护士与病人直接进行的一种有目的的交谈，通过交谈，可以了解病人心理异常的症状及其性质和原因，为临床心理护理和心理干预提供依据。

（1）结构式访谈：预先设计好严格的程序及结构。

（2）非结构式访谈：自由式访谈。

（3）半结构式访谈：有粗略的提纲，但无严格的提问顺序。

2. 访谈技巧与策略

（1）建立良好的关系。

（2）提问。

（3）倾听。

（4）记录。

（5）访谈结果的整理与分析。

3. 访谈法的优点与缺点

（1）优点：①访谈具有较强的灵活性；②易于接受；③能深入访谈对象的内心世界；④可以现场判断被访者回答的真实性。

（2）缺点：①访谈的"偏好效应"由印象引起整个结果的错误；②访谈者因素的影响；③访谈方法难度大，资料复杂；④易受环境限制。

（三）心理测验

心理测验是通过观察人的少数具有代表性的行为，对贯穿在人的全部行为活动中的心理特征做出推论和数量化分析的一种科学手段。

第三节　护理中常用的心理测验

（一）心理测验概述

1. 心理测验的概念　心理测验是指在标准情境下，对个体的行为样本进行客观分析和描述的一类方法。该定义包含以下四方面内容：①行为样本；②标准情境；③结果描述；④心理测验工具。

2. 心理测验的分类

（1）能力测验。

（2）人格测验。

（3）神经心理测验。

（4）临床评定量表。

（5）职业咨询测验。

3. 标准化心理测验的基本特征

（1）常模：是指某种由标准化样本测试结果计算获得、供比较的标准量数，即可比较的标准。

1）样本。

2）常模的形式：①均数；②标准分；③百分位；④划界分；⑤比率。

（2）信度：指测验或量表的可靠性和稳定性程度。数值在 $-1 \sim +1$ 之间，绝对值越接近1，表明测验结果越可靠。

1）重测信度。

2）复本信度。

3）分半信度。

4）评分者信度。

（3）效度：一个测验无论其信度多高，若效度很低也是无用的。效度是指测量的有效性。检验方法为：①内容效度；②效标关联效度；③结构效度。

信度和效度是一个测量工具好坏的两项最基本的标志。信度、效度很低或只有高信度而无效度的测验都会使测量结果严重失真，不能反映所测内容的本来面目。因此，每个心理测验工具编制出来后都要进行信度和效度检验，只有这两项指标都达到一定标准后才能使用。

4. 心理测验的注意事项

（1）心理测验的选择：①根据实际不同，进行多种组合；②选择的常模样本要能代表受试者条件的测验；③优先选用的测验；④引进测验再修订；⑤选用熟悉的测验。

（2）熟练掌握施测和计分方法：心理测试的实施者不仅要会选择合适的心理测验工具，而且要熟练掌握心理测验的实施方法，并严格按照这些方法进行操作，这样才能减少测验误差，保证结果的准确性和客观性。

（3）测验的保密原则：心理测验的内容多涉及受试者的家庭关系、内心矛盾、私生活等个人隐私，若施测者有意无意地传播，将损害受试者的尊严，引起受试者对主试者的不信任或仇视等不良后果。因此，心理测试工作者必须遵守职业准则，严格守密，测验材料必须由专业人员保管和使用，不可以向外泄露，也不可以随便让人使用，以免使测验失去控制，造成滥用。另外，测验结果和解释只能透露给必须告知的受试者及其家属，其他人不得随便查阅。

（4）正确看待心理测验的结果：由于心理测验的理论和技术都处在发展之中，对它的评价不可过于绝对化。

（二）护士常用的心理测验量表

1. 人格测试　评估个体人格的技术和方法很多，大致可分为两大类。一类为结构不明确的投射测验，如罗夏墨迹测验、主题统觉测验、语句完成测验等；另一类是结构明确的问卷或调查表，如艾森克人格问卷（EPQ）、明尼苏达多项人格调查表（MMPI）、卡特尔16项人格问卷（16PF）等。以下主要介绍艾森克人格问卷（EPQ）。

艾森克人格问卷（EPQ）是由英国心理学家 H. J. Eysenck 根据人格三个维度的理论编制而成，目前在国际上应用十分广泛。EPQ 分成人和儿童两个版本，该测验包含三个维度四个分量表。

（1）内-外向维度（E量表）：测量内向和外向人格特征。分数高表示人格外向，如善交际、渴望刺激和冒险、情感易于冲动。分数低表示人格内向，如好静、富于内省、不喜欢刺激、喜欢有秩序的生活方式、情绪比较稳定。

（2）神经质维度（N量表）：又称情绪性，测量个体的情绪稳定性。分数高表示焦虑、忧心忡忡、常郁郁不乐，有强烈情绪反应，甚至出现不够理智的行为。

（3）精神质维度（P量表）：又称倔强性，测量与精神病病理有关的人格特征。并非指精神病，它在所有人身上都存在，只是程度不同。但如某人表现出明显程度，则易发展成行为异常。分数高可能是孤独、不关心他人，难以适应外部环境，不近人情，与别人不友好，喜欢寻衅搅扰，喜欢干奇特的事情，并且不顾危险。

（4）掩饰量表（L量表）：测定受试者的掩饰、假托或自身隐蔽，或者测定其朴实、幼稚水平。得分高可说明此次测量的可靠性差。另外，有研究证明，L分数高低与年龄、性别、民族等多种因素有关。

EPQ结果根据受试者在各量表上获得的总分（粗分），按年龄和性别常模转换成标准T分，依据各维度T分高低判断人格倾向和特征。还将N维度和E维度组合，进一步分出外向稳定（多血质）、外向不稳定（胆汁质）、内向稳定（黏液质）、内向不稳定（抑郁质）四种人格特征，各型之间还有移行型。

EPQ项目少，实施方便，既可个别施测，也可团体施测，在我国是临床应用最广泛的人格测验。但由于其条目较少，反映的信息量也相对较少，故反映的人格特征类型有限。

2. 临床评定量表　临床评定量表是临床心理评估和研究的常用方法。根据性质划分，评定量表可分为自评量表和他评量表。此类评定量表具有简便易用、内容较全面、客观、数量化、可进行比较的特点。临床评定量表种类繁多，以下介绍护理工作中常用的四种评定量表。

（1）90项症状自评量表（SCL-90）：由L. R. Derogatis于1975年编制而成。该量表由90个反映常见心理症状的项目组成，这90个项目组成了9个因子，即躯体化、强迫、人际敏感、抑郁、焦虑、敌对、恐怖、偏执和精神病性；此外，还有一个以反映睡眠和饮食为主的附加因子，主要测查有无各种心理症状及其严重程度。每个项目后按"没有、很轻、中等、偏重、严重"等级以 1 ~ 5（或 0 ~ 4）五级选择评分，由受试者根据自己最近的情况和体会对各项目选择恰当的评分。

SCL-90 各因子含义如下。

1）躯体化：包括 1、4、12、27、40、42、48、49、52、53、56 和 58，共 12 项。该因子主要反映主观的身体不适感，包括心血管、呼吸道、胃肠道等系统的主诉不适，以及头痛、腰痛、肌肉酸痛和焦虑的其他躯体表现。

2）强迫：包括 3、9、10、28、38、45、46、51、55 和 65，共 10 项。该因子主要指那些明知没有必要，但又无法摆脱的无意义的思想、冲动和行为等表现，还有一些比较一般的认知障碍的行为征象，如"脑子变空了"、"记忆力不好"等，也在这一因子中反映。

3）人际关系敏感：包括 6、21、34、36、37、41、61、69 和 73，共 9 项。该因子主要指某些个人不自在感与自卑感，尤其是在与其他人相比较时更突出。自卑感、懊丧以及在人事关系明显相处不好的人，往往这一因子得分较高。

4）抑郁：包括 5、14、15、20、22、26、29、30、31、32、54、71 和 79，共 13 项。该因子反映忧郁苦闷的情感和心境，包括对生活的兴趣减退、缺乏动力、活力丧失等，并包括失望、悲观以及与抑郁相联系的认知及躯体方面的问题，还反映有关死亡的思想和自杀观念。

5）焦虑：包括 2、17、23、33、39、57、72、78、80 和 86，共 10 项。该因子包括一些通常在临床上明显与焦虑症状相关联的症状与体验，一般指无法静息、神经过敏、紧张以及由此产生的躯体征象（如震颤）。游离不定的焦虑及惊恐发作是本因子的主要内容，它还包括有一个反映"解体"的项目。

6）敌对：包括 11、24、63、67、74 和 81，共 6 项。该因子主要从思想、感情及行为三方面来反映敌对的表现，其项目包括从厌烦、争论、摔物直至争斗和不可抑制的冲动暴发等各个方面。

7）恐怖：包括 13、25、47、50、70、75 和 82，共 7 项。该因子与传统的恐怖状态或广场恐惧症所反映的内容基本一致，恐惧的对象包括出门旅行、空旷场地、人群或公共场合及交通工具。此外，还有反映社交恐怖的项目。

8）偏执：包括 8、18、43、68、76 和 83，共 6 项。该因子是围绕偏执性思维的基本特质而制订，主要指投射性思维、敌对、猜疑、关系妄想、妄想、被动体验和夸大等。

9）精神病性：包括 7、16、35、62、77、84、85、87、88 和 90，共 10 项。其中有反映幻听、思维播散、被控制感、思维被插入等精神分裂样症状的项目。

10）其他：包括 19、44、59、60、64、66 和 89，共 7 项。该因子主要反映睡眠及饮食情况。

SCL-90 的统计指标主要为两项，即总分和因子分。①总分：90 个项目单项分相加之和，能反映其病情严重程度。②平均分：总分/90，表示从总体情况看，该受试者的自我感觉位于 1～5 级间的哪一个分值程度上。③阳性项目数：单项分≥2 的项目数，表示受试者在多少个项目上呈有"病状"。④阴性项目数：单项分＝1 的项目数，表示受试者"无症状"的项目有多少个。⑤阳性症状均分：阳性项目总分/阳性项目数，或（总分-阴性项目数）/阳性项目数，表示受试者在"有症状"项目中的平均得分。反映受试者自我感觉不佳的项目，其严重程度究竟介于哪个范围。⑥因子分：将各因子的项目评分相加得因子粗分，再将因子粗分除以因子项目数，即得到因子分。

按全国常模结果，总分超过 160 分，或阳性项目数超过 43 项，或任一因子分超过 2 分，需考虑筛选阳性，需进一步检查。

（2）抑郁自评量表（SDS）：此量表由美国 Zung 于 1965 年编制而成。量表由 20 个与抑郁症状有关的条目组成，用于反映有无抑郁症状及其严重程度，操作简便，应用广泛。适用于有抑郁症状的成人，也可用于流行病学调查。每个项目后有 1～4 级评分选择：①很少有该症状；②有时有该症状；③大部分时间有该症状；④绝大部分时间有该症状。但项目 2、5、6、11、12、14、16、17、18、20 为反向计分，由受试者按照量表说明进行自我评定。将所有项目得分相加即得到总分。总分超过 41 分可考虑筛查阳性，即可能存在抑郁，需进一步检查。抑郁严重指数＝总分/80。指数范围为 0.25～1.0，指数越高，反映抑郁程度越重。但要注意的是，该量表仅仅用于抑郁症的自评提示，并不能作为诊断依据。如果受试者自测分数较高，并不一定代表患上了抑郁症，可再到专业医师处咨询。

（3）焦虑自评量表（SAS）：由美国 Zung 于 1971 年编制而成。量表由 20 个与焦虑症状有关的条目组成，用于反映有无焦虑症状及其严重程度。适用于有焦虑症状的成人，也可用于流行病学调查。每个项目后有 1 ~ 4 级评分选择：①很少有该症状；②有时有该症状；③大部分时间有该症状；④绝大部分时间有该症状。但项目 5、9、13、17、19 为反向计分，由受试者按照量表说明进行自我评定。将所有项目得分相加即得到总分。总分超过 40 分可考虑筛查阳性，即可能存在焦虑，需进一步检查。分数越高，反映抑郁程度越重。

（4）护士用住院病人观察量表（NOSIE）：此量表由 G. Honigfeld 等于 1965 年编制，是各科护士用精神科量表中使用最普遍的一种，它侧重于对病人行为障碍的纵向观察评定，可弥补仅根据交谈实施评定的不足。适用于住院的成年精神病病人，特别是慢性的精神病病人，包括阿尔兹海默病病人。此量表有 30 项和 80 项两种版本，现介绍 30 项版本。

1）评定方法：由经过量表评定训练的、最好是病人所在病室的护士任评定员。主要通过护士对病人的连续观察与交谈进行评定。此量表为频度量表，根据病人症状存在与否及存在的频度，分为 0 ~ 4 分的五级评分法，依次为：0＝无；1＝有时是或有时有；2＝较常发生；3＝经常发生；4＝几乎总是如此。根据病人近 3 日（或 1 周）的情况，对 30 项进行评分。评定时间为治疗前及治疗后第 3 周和第 6 周各一次。每一病人由两名评定员（护士）观察评分，计分时，将两名评定员分数相加。如只有一名评定员，为了便于一名评定员时的评定结果和规定的两名评定员的结果类比，则将评分乘以 2。

2）结果分析：NOSIE 的结果可以归纳成因子分、总积极因素分、总消极因素分和病情总估计分。

因子分计算方法如下。

社会能力＝［20－（13、14、21、24、25 项组分和）］×2。

社会兴趣＝（4、9、15、17、19 项组分和）×2。

个人整洁＝［8＋（8、30 项组分和）－（1、16 项组分和）］×2。

激惹＝（2、6、10、11、12、29 项组分和）×2。

精神病症状＝（7、20、26、28 项组分和）×2。

迟缓＝（5、22、27 项组分和）×2。

抑郁＝（3、18、23 项组分和）×2。

总积极因素＝1、2、3 个因子分之和。

总消极因素＝4、5、6、7 个因子分之和。

病情总估计＝（128＋总积极因素－总消极因素）。

病情总估计分越高，说明病情越轻；反之，病情总估计分越低，说明病情较重。

模拟试题测试，提升应试能力

一、名词解释

1. 心理评估

2. 心理测验

3. 常模

4. 临床评定量表

二、单项选择题

A_1 型题

1. 常用的精神症状评定量表是 （　　）

A. 气质类型测验　　　　　　　　B. 韦氏智力量表

C. 90 项症状自评量表　　　　　D. 卡特尔人格测定量表

2. 大量测验的统计分析表明人们的智商是 （　　）

A. U 型曲线分布　　　　　　　　B. 倒 U 型曲线分布

C. 正态曲线分布　　　　　　　　D. 抛物线分布

3. 一个测验工具，在对同一个对象的几次测量中所取得的一致程度反映了该测验的 （　　）

A. 信度　　　　　B. 精度　　　　　C. 效度　　　　　D. 样本

4. 检查学习障碍应选择哪项心理测验 （　　）

A. 罗夏墨迹测验　　　　　　　　B. 主题统觉测验

C. 神经心理学测验　　　　　　　D. 智力测验

5. 对心理测验下列不恰当的叙述是 （　　）

A. 对心理行为测定并量化

B. 主要采用评定量表的形式进行

C. 需要使用标准化测验工具进行评估

D. 能力测验的信度要求达到 0.80 以上

6. 专门用于反映焦虑症状的量表是 （　　）

A. 生活事件量表 LES

B. 90 项症状自评量表 SCL-90

C. 抑郁自评量表 SDS

D. 焦虑自评量表 SAS

7. 对标准化心理测验应具备的具体条件，下列哪项是错的 （　　）

A. 常模、效度、信度　　　　　　　　B. 随机使用指导语

C. 标准情境　　　　　　　　　　　　D. 统一的计分标准

8. 信度是指测验分数的 （　　）

A. 有效性　　　　B. 灵敏性　　　　C. 可靠性　　　　D. 精确性

9. 有关均数哪项是错误的 （　　）

A. 常模的普通形式　　　　　　　　　B. 标准化样本的平均值

C. 需原始分与之比较　　　　　　　　D. 是心理测验首要指标

10. 心理测验的行为样本必须具有 （　　）

A. 国际性　　　　B. 区域性　　　　C. 代表性　　　　D. 整群性

11. 采用问卷法进行心理测验是 （　　）

A. 韦氏儿童智力量表　　　　　　　　B. 比奈-西蒙量表

C. 艾森克人格测验　　　　　　　　　D. 以上都不是

12. 下列哪项测验属于投射测验 （　　）

A. 职业兴趣问卷　　　　　　　　　　B. 主题统觉测验

C. 卡特尔人格因素问卷　　　　　　　D. SCL-90 测验

13. 不能用于团体测查的人格测验是 （　　）

A. 罗夏墨迹测验　　　　　　　　　　B. 艾森克人格问卷

C. 卡特尔人格因素问卷　　　　　　　D. 明尼苏达多相人格调查表

14. 以下哪项内容不符合症状评定量表的特点 （　　）

A. 数量化　　　　B. 客观化　　　　C. 标准化　　　　D. 复杂化

15. SDS 评估以下什么内容 （　　）

A. 生活事件　　　B. 抑郁症状　　　C. 心理症状　　　D. 焦虑症状

16. 反映幻觉妄想精神症状的量表是 （　　）

A. SCL-90　　　　B. LES　　　　　C. SDS　　　　　D. SAS

17. SAS 评估以下什么内容 （　　）

A. 焦虑症状　　　B. 能力程度　　　C. 抑郁症状　　　D. 生活事件

18. 下列哪项不属于症状评定量表 （　　）

A. SCL-90　　　　　　B. MMPI　　　　　C. SDS　　　　　D. SAS

A_2 型题

19. 智商同为 85，其一是山区农民，结合他受教育程度和所处环境，考虑其智力基本正常；其二是某大学教授，结合其他表现，考虑有大脑退行性改变的可能，这是遵循心理测验的（　　　）

A. 标准化原则　　　　　B. 保密性原则　　　C. 客观性原则

D. 统一性原则　　　　　E. 以上都不是

20. 研究生小王为研究癌症病人的生活质量，从因特网上下载了一份英文版的"生活质量问卷"，翻译后直接用于临床调查，并将结果定成论文投到某学术刊物，不久小王接到退稿通知，最可能的原因是违反了心理测验的（　　　）

A. 保密原则　　　　　　　　B. 标准化原则

C. 客观性原则　　　　　　　D. 协调关系原则

E. 道德准则

21. 使用明尼苏达多项人格调查表（MMPI）测查某人的人格特征，并计算各人格因子得分，这是（　　　）

A. 心理评估　　　B. 心理测量　　　C. 心理测验

D. 心理诊断　　　E. 以上都不是

22. 一位心理学专家为了对一 3 岁幼儿作心理评估，去孩子所在的幼儿园观看该儿在游戏中的表现，这种心理评估的方法是（　　　）

A. 现状调查法　　　　　　　B. 自由式会谈法

C. 控制观察法　　　　　　　D. 自然观察法

E. 心理测验法

23. 使用明尼苏达多项人格调查表（MMPI）对某人的人格特征测量、分析和评价，属于（　　　）

A. 调查法　　　　B. 观察法　　　C. 会谈法

D. 作品分析法　　E. 以上都不是

24. 某学生进行智力测验的结果是智商为 120，此学生的智力为（　　　）

A. 超常智力　　　B. 高常智力　　　C. 平常智力

D. 边界智力　　　E. 低下智力

25. 依据心理学的理论和方法对人的心理品质及水平作出的鉴定称为

（　　　）

　　A. 心理诊断　　　　B. 心理测量　　　C. 心理测验

　　D. 心理调查　　　　E. 心理评估

26. 某心理医生欲对患者进行人格测定可以选用下列哪个心理评定量表
（　　　）

　　A. SCL-90　　　　　B. WAIS　　　　　C. S-B

　　D. MMPI　　　　　E. HAMD

27. 为了了解被检者的思维品质，检查者使用了填词测验，这种测验方法属于（　　　）

　　A. 投射法　　　　　B. 问卷法　　　　C. 作业法

　　D. 操作法　　　　　E. 以上都不是

28. 某心理医生对一患者所作的心理评估方法为，取出一套图片中的一张，要求患者根据图片讲一个短故事，内容包括图片所表达的含义及主人翁的感受等，这项心理评估方法称为（　　　）

　　A. H. R 神经心理成套测验　　　　　B. 韦氏量表

　　C. 罗夏墨迹测验　　　　　　　　　D. MMPI

　　E. 主题统觉测验

29. 关于 SAS，下述哪一项是错误的（　　　）

　　A. 20 个项目　　　　B. 使用简便　　　C. 焦虑量表

　　D. 分四级评分　　　E. 10 个反向项目

30. 抑郁严重度指数为 0.68，其抑郁程度属于（　　　）

　　A. 正常　　　　　　B. 轻度抑郁　　　C. 中度抑郁

　　D. 重度抑郁　　　　E. 极重度抑郁

31. 一内科医生在病房中考虑到某病人的躯体疾病与心理因素有关时，打算给病人作临床心理评估，他的目的在于（　　　）

　　A. 做出心理和医学诊断

　　B. 在进行临床干预前提供病人的基础信息

　　C. 医学科学研究

　　D. 计划和指导治疗性努力

　　E. 预测未来成就

32. 某女学生，几乎每次考试都来不及做完，原因是她做下一道题时总

是担心上一道题做错，因此不得不反复检查，因而浪费了许多时间，尽管她也觉得没有必要，但就是控制不住。这种障碍是（　　）

A. 广泛性焦虑　　　B. 强迫型障碍　　C. 恐怖性障碍

D. 抑郁性障碍　　　E. 以上都不对

33. 某患者，因心肌梗死进入监护病房。入监护病房后患者得了"ICU综合征"。所谓的"ICU综合征"是指患者进入监护病房后所产生的（　　）

A. 意识改变和行为异常　　　　B. 认知缺陷和情绪反应

C. 感觉异常和知觉异常　　　　D. 情绪反应和意志改变

E. 以上都不是

34. 某心理医生对患者进行心理治疗，在开始期，以下哪个步骤是不合适的（　　）

A. 了解病情　　　　　　　　　B. 收集资料

C. 建立良好的医患关系　　　　D. 签订心理治疗的合同

E. 对病人的问题进行评估

35. 某男士，经理，在繁忙的工作压力下感到心力疲惫，处于无从应对的状态。同时出现头痛、失眠、情绪低落、十分消极的情况。这种心身耗竭的状态称为（　　）

A. 绝望　　　　　　B. 崩溃　　　　　C. 失落

D. 消沉　　　　　　E. 变态

36. 向一孤僻、忧郁、被动的病人讲明，每当能主动接触人，与人亲切交谈时，就给他几枚代币。他可用代币换取他所喜爱的物品。经过一段时间，病人原有症状逐渐消失。这种疗法是（　　）

A. 条件操作法　　　　　　　　B. 自我调整疗法

C. 系统脱敏疗法　　　　　　　D. 模仿疗法

E. 厌恶疗法

37. 明尼苏达多项人格调查表属于（　　）

A. 人格测验问卷　　　　　　　B. 智力测验

C. 人格投射测验　　　　　　　D. 评定量表

E. 神经心理学测验

38. SCI-90（90项症状自评量表）属于（　　）

A. 临床记忆量表　　　　　　　B. 人格问卷

C. 精神症状评定量表

D. 智力测验

E. 适应行为量表

39. 心理咨询的目的包括 （　　）

A. 改变其原有认知结构

B. 帮助其自身发展

C. 替来询者作出决定

D. 强化患者自我控制

E. 以上都正确

40. 心理治疗的中立原则 （　　）

A. 不对病人的观点进行评价

B. 一般情况下不能为亲友、熟人进行治疗

C. 治疗的目标是促进求助者的成长与自立

D. 不能代替病人做出任何选择与择定

E. C 与 D 均正确

A₃ 型题

（41、42 题共用题干）

某女青年因情绪低落，兴趣减退，失眠，来心理门诊就医。

41. 若给她作临床心理评估，首先考虑的是 （　　）

A. HAMD　　　　B. MMPI　　　　C. SAS

D. SDS　　　　E. HAMA

42. 若给她作人格测定，首先考虑的是 （　　）

A. MMPI　　　　B. 16-PF　　　　C. EPQ

D. CPI　　　　E. 罗夏墨迹测验

（43、44 题共用题干）

一位 12 岁的初二男生，表现一贯较好，学习成绩最近下降。其父斥责无效，无奈而带来咨询。问及其母时，该生流泪，答曰父母新近离婚。

43. 该生学习成绩下降的原因，最大的可能是 （　　）

A. 该生学习不努力

B. 老师教学不当

C. 与家庭关系有关

D. 躯体疾病

E. 心理疾病

44. 最先采取的解决办法是 （　　）

A. 严加管教　　　B. 请假休息　　　C. 请家教辅导

D. 改善亲子关系　　E. 改善学习方法

(45~47题共用题干)

李某，女性，50岁。1个月前因胃癌进行胃大部切除术。术后一般情况良好，但患者情绪低落，常常独自流泪，对自己的生存非常悲观，各种兴趣下降，整夜难眠，常出现轻生的念头。

45. 患者的这种情绪状态是 （   ）

A. 焦虑反应　　　　B. 抑郁反应　　　C. 恐怖反应

D. 愤怒反应　　　　E. 以上都不是

46. 患者这种情绪反应强度主要取决于 （   ）

A. 患者疾病的痛苦程度　　　　　B. 患者可能的生存期长短

C. 病情对于前途的影响　　　　　D. 患者经济上的损失

E. 患者赋予所失去东西的主观价值

47. 对于这种患者，临床上一般采用哪些干预措施 （   ）

A. 支持性心理治疗　　　　　　B. 认知疗法

C. 放松疗法　　　　　　　　　D. 药物治疗

E. 以上都是

三、简答题

1. 简述心理评估在护理工作中的功能。
2. 简述心理测验的分类。
3. 简述护士常用的临床评定量表。

第七章

护士职业心理

学习内容提炼，涵盖重点考点

第一节　护士心理概述

（一）护士角色人格的概念及特征

1. 护士角色人格的概念　角色人格（role personality）指具有某种社会特定地位的人们共同具备并能形成相似的角色行为的心理特征总和。即指人们在某种特定、重复的社会经历中，形成比较固定、共性的人格特征。

护士角色人格（role personality of nurse）又称护士职业心理素质，是护理心理学的特定概念，是个性心理学中"人格"与社会心理学中"角色人格"等概念的外延。特指从事护士职业的群体，共同具备并能形成相似的角色适应性行为的心理特征总和。

2. 护士角色人格的主要特征

（1）护士角色人格具有职业特异性：与所有职业角色人格一样，护士角色人格需与个体人格相匹配，若某人的个体人格与其职业角色人格不匹配，其道德水准再高也难以胜任职业角色。能否胜任职业角色主要取决于个体人格与职业角色的匹配。

（2）护士角色人格有别于护士职业心理品质：护士角色人格与"护士职业心理品质"有本质区别。"职业心理品质"属道德概念，较多涉及"无私奉献、崇高、坦诚、人道"等道德术语。任何职业群体都可因成员的社会层次、受教育程度、家庭背景等差异，其道德水准也不同。

（3）护士角色人格以职业经历为前提：任何角色人格均需个体在其社会角色扮演过程中体验、不断巩固、发展和完善；护士角色人格亦随职业经历的丰富逐渐走向成熟。

（4）护士角色人格与个体人格相辅相成：护士角色人格是基于个体人格构筑的基本框架，护士角色人格可促进护士个体人格的发展和完善。职业经历的潜移默化，可不断优化护士自身的人格特质。因此，个体人格是职业角色人格的基础，职业角色人格是个体人格的拓展和完善。

（二）护士角色人格的形象发展

护士角色人格的形象随着时代发展、社会进步及护士职业范围的扩大而演变，主要经历以下几个阶段。

1. 护士角色人格的历史形象

（1）母亲形象：最初护士主要以"温柔、慈祥"等角色人格特征，塑造了慈母般的职业角色形象。

（2）宗教形象：中世纪的欧洲受宗教影响，把照顾伤残病人和拯救人的灵魂视为同等重要。许多教会设立医院，众多修女、基督徒从事医护工作，护士常以"宗教化身"面向公众，被赋予了浓厚的宗教主义色彩。

（3）仆人形象：此形象主要发生在16~19世纪，是护士形象最黯淡的历史时期。当时护士大多出身贫寒、家境潦倒，有的甚至为生存而无法顾及名声，其社会、经济地位低下，被视为"奴仆"形象。

2. 护士角色人格的现代形象　自19世纪60年代南丁格尔创立第一所护士学校，护士有了明确的职业发展目标，护士职业逐渐得到公认，护士角色人格的形象日渐鲜明，经历了三个发展阶段。

（1）南丁格尔塑造的早期形象：南丁格尔所塑造的护士角色人格形象有以下五个特征。

1）品格高尚的人：南丁格尔针对护士角色指出"职业女性必须正直、诚实、庄重，没有这三条，就没有基础，就将一事无成"。

2）满足患者需求的人：患者在特殊的身体条件下，会有诸多需求，而护理工作本质上就是要满足患者各种的需求。

3）具备心理学知识的人：南丁格尔认为护士必须十分重视患者的心理状

态，把患者视为整体的人。

4）属于专门学科的人才：护理专业应有自身特点，护理工作的本质是为患者服务。

5）人类健康的使者：南丁格尔指出"护士的服务对象，不局限于医院里的病人，更多地面向整个人类社会，通过社区组织预防医学工作，展开公共卫生护理"。

（2）继承南丁格尔的扩展形象：19世纪末至20世纪40年代，两次世界大战把护理工作推到救死扶伤第一线，造就了大批经验丰富的护士，进一步形成具有现代特色的护理学研究和活动领域。近代医学高速发展，也为护理领域提供了大量的先进技术，如消毒灭菌、无菌操作、生命体征的测量等。

护理学科的理论在实践中逐渐系统化、成熟化，并形成了专门的学科技术。为满足社会的发展，世界各地的护士学校如雨后春笋般建立起来，护士队伍迅速扩大，护理内容不再单纯以照料患者的生活为主，转向以"科学技术手段服务为主"。护士职业形象获得社会的进一步承认和赞扬，在继承南丁格尔早期形象的同时，又扩展了两种新的职业形象，即专业的"技艺形象"和医师的"助手形象"。

（3）近半个多世纪的现代形象：半个多世纪以来，护理教育出现全球化的趋势，其培养目标和培养层次也逐渐清晰、明确，新形势下的护士知识掌握更加宽泛，社会职能也更加广泛，从而形成更加鲜明的职业形象。

1）适应发展的专家型人才：现代职业护士在适应医学模式转变中，积极变革旧式护理体制，勇于创建护理学科新理论；现代医学领域出现精细分工，护士在掌握医学知识的基础上，专业技能突出显现，成为护理学科的专家人才。

2）结构合理的知识型人才：现代医学模式指导下的高等护理教育改变了单纯强调"技能"的传统培训模式，着力培养"全能"的护理人才，在培养层次上，健全了从专科到博士的多层次系列化护理教育，护士的整体素质显著提高。护士从以往单一的专业技能型人才，发展成复合的专业知识型人才。

3）开拓创新的研究型人才：优化的知识结构极大地拓展了护士的视野，护士在理解掌握专业理论、熟练运用专业技术的基础上，开始探索学科发展前沿，研制推广先进技术，不断改进护理工作，进一步丰富了护理学科的内涵建设。

4）社会保健的管理型人才：现代护士是集临床护理管理、社会护理管理、家庭护理、卫生保健、健康促进、社会公益事业管理为一体的综合职业角色。

3. 护士角色人格的未来形象　护士角色人格的未来形象，将以更理想的模式展现在世人面前，这是社会进步的趋势、历史发展的必然，主要有以下八种表现形式。

（1）专家、学者型人才：指护士具有较渊博的人文学科知识和必备专业基础理论，能独当一面地开展专业的理论、实验研究，能独立解决学科发展的重要课题。

（2）科普教育工作者：指护士能向不同层次、需求的人们提供因人而异、实用有效的身心保健知识，能广泛开展公众的自我身心保健等普及性健康教育。

（3）应用型心理学家：指护士需参与各类心理健康、心理卫生问题的研究，能对不同年龄、职业、社会文化氛围的人群进行心理卫生保健，尤其侧重病人、老年人；能将相关心理学理论运用于临床护理实践。

（4）健康环境设计师：指护士能系统应用心理学、美学、生物学、建筑学等专业的知识和技能，设计、美化、营造有益于人们身心健康的物理环境和社会环境，全方位为病人提供温馨的环境氛围。

（5）人际关系艺术家：指护士具有较高社会职能，能在频繁、复杂的人际交往中游刃有余，较好掌握并灵活应用人际沟通技巧，主导护患关系，会协调病人与他人的人际氛围。

（6）高层次技术能手：指护士需以高层次专业教育为基础，能对一切运用于人体的操作技术，既熟练掌握又知晓原理，必要时能给予病人合理、科学的解释。

（7）默契合作的医疗伙伴：指护士与医师互为助手，面对共同的工作对象时，能默契合作。

（8）崇尚奉献的优秀人才：未来的护士职业，宜优选文化素质较高、富有爱心、乐于奉献、具有良好人格特质的个体。

第二节　护士的职业心理素质

（一）护士应具备的职业心理素质

护士的心理素质，是指从事护理工作所必须具备的心理特点。良好的心理素质是做好护理工作的主要条件之一。

1. 护士的能力

（1）敏锐的观察力：护士具有敏锐的观察力，就能及时发现病人的病情变化，为医师的诊断、治疗提供依据，为抢救病人生命赢得宝贵时间。

（2）准确的记忆力：护理工作纷繁复杂，记忆稍有失误就可能酿成大错，要求护士必须具备良好的记忆品质，记忆的准确性尤为重要。

（3）独立的思维能力：要求护士考虑问题时既要深思熟虑，具有全局观念，也要培养思维的灵活性和逻辑性。同时还要特别重视培养护士的评判性思维能力。在护理实践中，评判性思维能帮助护士改善自身的知识结构，将其他学科和领域的知识用于护理实践，并能帮助护士做出重要的决断。因此评判性思维能力是护士应具备的核心能力之一。

（4）良好的注意力：护士的注意品质应该是既能眼观六路，耳听八方，又能高度专注，排除内外干扰，保证工作质量和杜绝差错事故。同时要善于分配自己的注意力；更为重要的是要有注意转移的灵活性，遇到意外情况时，护士能根据工作目的和任务的变更，灵活地将注意力从一项工作转移到另一项工作上。

（5）出色的沟通能力：良好的沟通能力是建立和谐人际关系的基础，也是保证护理评估、实施、评价、健康教育成功的重要技能，是护士的又一核心能力。

（6）精湛的专业能力：专业能力是护士为护理对象提供高质量护理服务的基础。护士专业能力的要求是理论知识牢固扎实，能满足临床护理工作的需要；操作技能娴熟，能做到稳、准、快、好。

（7）良好的情绪调节与自控能力：特殊的环境氛围及工作性质，易使护士产生情绪问题，而特定的工作对象要求护士始终保持稳定的情绪状态，为患者营造积极的情绪氛围。具备良好的情绪调节与自控能力，是护士应具备的重要的职业心理素质。

2. 护士的情感、意志　①高尚的道德感：这是推动护士做好护理工作的强大动力。②强烈的理智感：表现在护士有学习新理论和新技术的强烈求知欲，有发现新问题的好奇心以及对护理领域取得新进展的喜悦感。③专业的美感：护理人员应是外表美和心灵美的和谐统一。外表美表现为仪表美、语言美和行为美；心灵美是外表美的灵魂，表现为对工作高度负责，对患者深切同情，并做到自尊、自重、自信、自强。④集体的荣誉感：护理工作是需要团队协作的工作，要求集体成员密切配合和相互协作，才能充分发挥战斗力。⑤良好的意志品质：护理人员在进行护理工作时，主观和客观的困难很多，如果没有克服困难的坚强意志，就难以很好地完成任务。护士必须以救死扶伤为己任，具有献身护理事业的明确志向。

3. 适宜的气质与性格类型　形成理想的护士角色人格，需要具备适宜的气质与性格类型。极端的气质、性格类型，不适合成为护士。比如典型的胆汁质，因其缺乏自制力、易怒等人格特质，与护士职业特质的要求相去甚远。而多血质、黏液质及混合型的气质，稳定外向或内向的性格类型等，与护士角色人格特质比较吻合。理想的护士性格特征应是对工作认真负责、作风严谨、热爱本职工作、爱集体、勤奋肯干、灵活敏捷、任劳任怨、富有团队精神；待人真诚、通情达理、乐于助人、尊敬别人；对自己自信、自爱、自强、律己慎独，乐观开朗、端庄大方。

（二）护士职业心理素质的培养

护士良好的职业心理素质是通过接受教育和自我学习，在护理实践中逐步培养形成的。

1. 护士职业心理素质的培养原则

（1）学校教育与社会教育相结合：学校是培养合格护理人才的基地，同时社会教育也是培养护士良好心理素质不可或缺的一环，只有两者密切配合，齐抓共管，才能收到事半功倍的效果。

（2）规范教育与自我调控相结合：规范教育是形成护士良好心理素质的前提，自我调控是形成护士良好心理素质的保证。

（3）理想模式与现实榜样相结合：护士的理想模式是培养高素质护理人才的目标，现实形象与理想模式之间大都存在一定的差距。在护士心理素质培养过程中，要多做正面教育，树立典型榜样，激励护士不断完善自我形象，尽量缩小两者的差距。

（4）严于律己与宽以待人相结合：严于律己能促使良好心理素质的形成，宽以待人有利于保持自我的心理平衡。因此，护士应将严于律己与宽以待人作为行为准则，积极培养自我的良好心理素质。

2. 护士职业心理素质的培养方法

（1）增强培养意识：当前护理事业的发展对护士的职业素质提出了很高的要求，它要求护士不仅必须具备良好的心理素质和健全的人格，还要求护士能将心理学的理论、原则和方法与临床实践相结合，为病人提供心身整体护理。

（2）保持心理健康：健康的心理是培养良好职业心理素质的坚实平台。因此培养良好的心理素质，首先要提高心理健康水平。护士在心理状态平衡正常的基础上，应全面发展和培养健康的心理素质。

（3）加强实践锻炼：优良的职业心理素质可以在实践中得到锻炼，也可以在实践中得到检验。护理实践是培养护士良好职业心理素质的重要途径。

（4）加强自我修养：每一位护士都应将护士的职业心理素质内化成自己特有的心理素质。护士可以通过多种方法加强自我修养，提高护士的自我适应和环境适应能力。良好的自我和环境适应能力体现在护士稳定而积极的情绪、理智性、身心和谐、良好的人际关系等方面。

（5）丰富理论知识：培养护士良好的心理素质，要有科学的理论指导。通过学习心理学的有关知识，帮助护士找出自己的不足，指导护士运用心理学的理论和方法，有针对性、有目的、有计划地采取适当的方法和途径，培养自己良好的职业心理素质。

第三节　护理工作中的应激问题

护理工作应激是指护理工作中的各种需求与护士的生理、心理素质不相适应的一种心身失衡状态。护士所承受的应激已经成为一种职业性危险。

（一）护理工作中常见的应激源

1. 应激源

（1）应激源的概念：应激源（stressor）指能够引起个体产生应激的各种因素。应激源既包括客观刺激，也包括人的主观评价。

（2）应激源的分类

1）根据应激源的性质可分为：①躯体性应激源：指直接作用于躯体而产生刺激作用的刺激物，包括各种理化刺激和生物刺激，如高温、低温、噪声、辐射等；②心理性应激源：指来自人们头脑中的某些紧张信息，包括认知和情绪波动等，如各种心理冲突和心理挫折、人际冲突和工作压力等；③社会性应激源：指个体在社会生活中遭受到的突发事件和强烈的生活变化，如重大的社会和经济变革、战争、失业、家庭危机、意外事件等，它是人类生活中最为普遍的应激源；④文化性应激源：指因生活方式、语言环境、价值观念、风俗习惯等改变所造成的刺激和情境。

2）根据应激源的来源分为：①内部应激源：指产生于有机体内部的各种需求或刺激，包括生理和心理方面，如头痛、肢体伤害、期望过高等。②外部应激源：指作用于有机体外部的各种需求或刺激，包括自然环境和社会环境方面，如空气污染、人际关系不良、工作不顺心等。

3）根据应激源的可控制性分为：①控制性应激源：指个体可对其进行控制的应激源。②不可控制的应激源：指个体不能对其进行控制的应激源。

2. 护理工作中常见的应激源

（1）特殊的工作环境：护士长期工作在医院这个充满了应激源的环境中。医院的自然环境和社会环境融为一体，不同科室的护士要面临不同的病种、病人、仪器设备、工作人员等，在一定程度上这些都可以成为应激源，对护士产生影响。

（2）工作负荷：目前护士严重缺编，长期超负荷工作，易产生身心疲劳，出现心身耗竭综合征。事业竞争带来的紧迫感，人们对护理工作越来越多、越来越高的要求，疾病种类越来越多，新仪器、新技术频繁更新，各种各样的考试等，都需要护士不断学习、更新知识，给护士造成疲惫不堪的工作压力。

（3）职业压力的风险：护理工作者面对的工作对象主要是病人，工作对象和任务的特殊性要求护士必须具备一丝不苟的工作作风，工作中时刻保持高度的警惕。随着医学的发展，护理工作已从单纯的执行医嘱转移到为病人提供生理、心理、社会和文化的全面照顾，这种复杂而具有创造性的工作，需要护士付出更多的劳动和精力。

（4）社会问题：社会对护士的期望值越来越高，但重医轻护现象不仅在社会就是在医院也是一个不争的事实，使护士产生失落感，造成长期压力，直接影响护士的身心健康。

（5）家庭和伦理问题：目前工作在临床第一线的护士，大部分肩负工作和家庭的双重压力，工作的烦恼可以影响家庭的和谐，反过来家庭的琐事也可影响工作的质量。工作与家庭的关系处理不当，也可使护士身心憔悴。另外，还有伦理问题，当护士的个人信念及价值观与组织要求不同，又无法根据自己的信念去做时的内心冲突也可导致心理压力。

（6）人际关系问题：对于护士职业来讲，人际关系极为复杂，只有人际适应良好的个体，才能保持和谐的人际关系，并帮助自己解决各种压力；而人际适应能力较差的个体，极易与他人产生冲突，遇到困难时不得不独自应对，很容易诱发严重的心理问题。

（二）护理工作中的应激与应对

1. 应激与应对的基本概念

（1）应激的概念：应激是一个比较复杂的概念，由于研究领域不同，研究目的和侧重点各异，不同时期和不同领域的应激概念有较大差异。目前对应激的定义是个体"察觉"各种刺激对其生理、心理及社会系统构成威胁时出现的整体现象，所引起的反应可以是适应或适应不良。从护理心理学的角度，一般将应激定义为个体在察觉需求与满足需求的能力不平衡时，倾向于通过整体心理和生理反应表现出来的多因素作用的适应过程，所引起的结果可以是适应或适应不良。

（2）应激反应：是指个体由于应激源存在而导致的各种生理、心理、行为等变化。应激反应可分为生理反应和心理反应，两者常同时发生并相互影响。几乎所有的应激反应都是综合反应。

（3）应对的概念及分类：应对又称应付，是个体在判断其内外环境需求超出自己能力资源范围时，所采取的认知和行为上的努力。其定义包含四个方向的含义：①应对是个体有目的努力，是个体为了缓解应激源所致的应激反应，而不断调整个体的认知和行为；②应对不包括不需努力即发生的自主性适应行为；③应对指向个体努力做什么、想什么，而不涉及所做、所想的对错；④应对中处理问题的方式主要包括降低、回避、忍受和接受应激条件，也包括环境的控制。由此可见，现代的应对概念强调个体有意识、有目的地采取的行为。

应对方式的种类很多，一般根据应对的指向性和应对努力方式这两个特点进行划分。根据应对的指向性，可以把应对方式分为问题取向和情绪取向两类；根据应对努力的方式，Moss 和 Schaefer（1993 年）首先将应对方式分为认知性和行为性两类，然后结合应对的指向性及应对努力的方式提出较为全面的分类方法，将应对划分出认知探索型、行为探索型、认知回避型、行为回避型四大类。

2. 应激对护士身心健康的影响　护士面对高强度和作用持久的护理工作应激源，不能进行积极地应对并及时有效地控制，就可能发生应激反应。护士个体对应激源的反应主要分为四个方面。

（1）生理反应：应激源可能引起生理功能上的变化，如血压升高、头痛、乏力、心悸、胃肠不适、免疫力下降等。

（2）心理反应：应激的心理反应分为认知反应、情绪反应和行为反应三种。如焦虑、恐惧、抑郁、愤怒、攻击行为、压抑及注意力难以集中等。

（3）行为效应：如事故倾向、易激惹、情绪冲动等。

（4）组织效应：如缺勤、缺乏团队精神、低效率工作、高事故率、职业枯竭等。

3. 护理工作应激的处理

（1）管理方面

1）重视护士身心健康：定期给护士进行体检和心理健康测查，及时发现和矫正，防止心理危机和身体功能的过早衰老；建立心理互助小组，相互帮助，发挥心理互助功能；有组织地安排适当的文体活动，释放护士的心理压力。

2）提供良好的工作环境：采取平易近人的民主式管理，关心护士，支持她们的工作，主动倾听她们的心声；协调好科室的人际关系，注意美化科室的环境，尽量为护士营造一个和谐、优美的工作环境。

3）医院领导支持护理工作：合理调整护士人力资源配置，扩大医院的护士编制，合理调配上班人员；定期对护士进行专业知识和技能的培训，并为护士提供进修和深造的机会，从而缓解护士的职业发展性危机，提高护士的职业价值感。

4）尽量做到岗位匹配：根据护士的不同特点、人格及工作能力，安排在适当的岗位上，发挥其所长，也有利于提高工作业绩。

5）强化法律意识：依照法律和制度对护士的言行进行规范，同时对病人及其家属的行为进行规范，维护医院秩序，预防和减少医疗纠纷的发生。

（2）护士自身方面

1）注重自身专业素质的培养：护士要理解自身工作的价值，充分认识护理专业的利他性，培养自己对工作的热爱，对工作认真负责，尽量避免因工作失误和差错造成医疗纠纷，力求护理工作精益求精。同时，要建立终身学习的理念，不断充实知识体系，开拓视野，学习多学科知识，加强专科理论知识的学习和操作训练，不断掌握新技术、新疗法，减少工作中的被动局面，降低心理压力。

2）加强心理训练与培训：护士注重自身应对能力的学习和培养，学会应对紧张的必要技巧，提高心理压力的承受能力，以预防和减少工作刺激。选择适合自己的体育项目适当锻炼，增强体质，提高机体抗应激反应的能力。同时做好自我教育，调整潜意识中对自身的评价，给自己传递正面的信息，增强自尊、自信的信念，消除自卑心理。

3）学会自我调节：树立不让压力蓄积的观念，转变看问题的角度。注意提高个人文化修养，培养幽默感和多样化的生活情趣。自主寻求并适应丰富多彩的业余休闲活动，陶冶情操，放松身心压力。自觉地、科学地进行自我心理调节，并用积极、健康、向上的乐观情绪感染病人及其家属。

4）建立良好的支持系统：与同事、家人、朋友建立良好的人际关系。当护士身心疲惫时或心理压力很大时，可向家人、朋友或同事敞开心扉，倾诉并接纳他们对自己的帮助和支持。借助传媒，广泛宣传，提高护士的社会地位，争取社会对护理工作的理解和支持。

5）加强自我防护意识：随着人们法律意识的增强，医疗纠纷越来越多，护士应该深入学习相关的法律法规，不但要有敏锐的职业防范意识，还要培养自己预测事态发展的能力。

模拟试题测试，提升应试能力

一、名词解释

1. 角色人格

2. 应对

3. 应激

4. 应激源

二、填空题

1. 在医护人员言语沟通技巧中，主张多采用_____谈话，少采用_____谈话。

2. 应激反应指个体由于应激源存在而导致的各种_____、_____和_____等变化。

3. 护理工作中应激对护士健康的影响主要表现在_____、_____、_____和_____等方面。

三、选择题

1. 自豪感是一种（   ）

A. 道德感　　　　　B. 理智感　　　　　C. 美感　　　　　D. 情操

2. 文化性应激源包括（   ）

A. 风俗习惯　　　　B. 高温环境　　　　C. 人际冲突　　　D. 亲人患病

3. 人类生存环境发生火灾、战争、政治变革等称为（   ）

A. 职业性应激源　　　　　　　　　B. 环境性应激源

C. 社会性应激源　　　　　　　　　D. 文化性应激源

4. 医务人员心理素养培养的原则不包括（   ）

A. 学校教育与社会教育相结合

B. 规范教育与自我调控相结合

C. 现实形象与理想模式相结合

D. 资源教育与社会教育相结合

5. 心理健康促进原则不包括（   ）

A. 认识自己，悦纳自己　　　　　　B. 道德规范，知法懂法

C. 面对现实，适应环境　　　　　　D. 结交知己，与人为善

6. 护士身心健康的决定性影响因素是其（　　　）

A. 个体特质　　　B. 工作压力　　　C. 职业心态　　　D. 成就动机

7. 由重大生活事件所引起的心身反应是（　　　）

A. 挫折反应　　　B. 应激反应　　　C. 困扰反应　　　D. 激活反应

8. 护士的角色种类不包括（　　　）

A. 照顾者　　　B. 教育者　　　C. 咨询者

D. 领导者　　　E. 研究者

9. 人类生活中，最为普遍的一类应激源为（　　　）

A. 躯体性应激源　　B. 心理性应激源

C. 社会性应激源　　D. 文化性应激源

10. 某医院要了解病人对护理工作的满意度一般采取（　　　）

A. 观察法　　　B. 访谈法　　　C. 问卷法　　　D. 实验法

11. 被学者视为护士胜任职业角色的最主要因素（　　　）

A. 气质与性格类型　　　　　B. 社会适应性

C. 人际能力　　　　　　　　D. 情绪调控能力

12. 被心理学家视为"解除心理压力的最常用、最有效办法"是（　　　）

A. 较剧烈身体运动　　　　　B. 听音乐

C. 棋牌类游艺　　　　　　　D. 阅读

13. 下列哪一项不是应激相关障碍的心理特点（　　　）

A. 患者的心理特点与心理社会因素直接相关

B. 患者受刺激后的临床表现与精神刺激因素无关

C. 病因消除后，症状可随之消失

D. 一般预后良好，无人格障碍

14. 心理因素中对人的健康影响最大、作用最强的成分是（　　　）

A. 感知觉　　　B. 气质　　　C. 情绪　　　D. 心理冲突

15. 关于应激，不正确的说法是（　　　）

A. 生活事件是造成心理应激的主要应激源

B. 个体受到应激源的威胁后可产生一系列生理反应

C. 焦虑是心理应激最常见的情绪反应

D. 所有的心理应激都会给健康带来不利的影响

16. 在护士的心理素质组成中具有核心意义的因素是（　　　）

A. 心理能力　　　B. 心理品格　　　C. 心理动力　　　D. 自我适应

17. 护士最黯淡的历史形象发生在（　　　）

A. 15～19 世纪　　B. 16～19 世纪　　C. 16～18 世纪　　D. 15～18 世纪

18. "护士角色人格"区别于"角色人格"概念的关键词是（　　　）

A. 相似性　　　B. 特异性　　　C. 职业性　　　D. 适应性

19. 属于护士角色人格内涵的词汇是（　　　）

A. 忠于职守　　　B. 崇高　　　C. 善良　　　D. 无私奉献

20. 护士角色人格要素特质的特色教育需遵循（　　　）

A. 高效原则　　　B. 强化原则　　　C. 随机原则　　　D. 补缺原则

21. 容易使个体产生挫折体验的因素是（　　　）

A. 抱负水平高　　　　　　　　B. 个人容忍力强

C. 心理调整能力强　　　　　　D. 有良好的认知水平

22. 同样的应激源对于不同的个体会产生（　　　）

A. 相同的反应　　B. 不同的反应　　C. 类同的反应　　D. 积极的反应

23. 人们在遇到压力、痛苦、困境、困扰时引起自杀的主要原因是（　　　）

A. 不想应对遇到的应激源　　　　B. 想超越遇到的应激源

C. 难以应对遇到的应激源　　　　D. 无意识遇到的应激源

24. 人际关系紧张属于哪种应激源（　　　）

A. 躯体性　　　B. 心理性　　　C. 社会性　　　D. 文化性

25. 个体对应激源的认知评价，可影响到机体各种内脏活动的原理是（　　　）

A. 大脑皮质通过边缘系统抑制应激系统

B. 大脑皮质通过边缘系统控制应激系统

C. 大脑皮质通过边缘系统唤醒应激系统

D. 大脑皮质通过边缘系统干扰应激系统

四、简答题

1. 阐述护理工作中常见的应激源，结合自己的实际情况谈谈如何应对？

2. 护士应具备哪些职业心理素质，结合实际谈谈如何养成？

3. 简述护士角色人格的概念及特征。

4. 什么是应激源？请举例说明。

5. 试述应激引起的生理反应。

第八章

病 人 心 理

学习内容提炼，涵盖重点考点

第一节 病人心理概述

（一）病人角色

1. 病人角色的概念 角色属社会学概念，是指人在一定社会结构或社会制度中占有的特定位置。每一种角色都具有特定的社会行为规范或行为模式，并具有特定的权利和义务。病人角色（patient role）又称病人身份，是指被医生或社会确认的患病者应具有的心理活动和行为模式，是与病人的行为有关的心理学概念。病人角色是以社会角色为基础的，社会角色是社会规定的用于表现社会地位的行为模式，社会中的一切行为都与各自特定的角色相联系。

我国学者归纳病人角色的基本特征是：①有生理或心理的异常或出现有医学意义的阳性体征；②应得到社会承认，主要是医生以有关医学标准确认其疾病状态；③处于病人角色的个体有特殊的权利义务和行为模式。

2. 病人角色适应不良的模式 角色适应是指个体承担并发展一个新角色的过程。当个体被诊断患有某种疾病时，原来已有的心理和行为模式以及社会对他的期望和责任都随之发生相应的变化。社会期望病人的行为应符合病人角色的要求，但在现实生活中，部分病人实际角色与期望角色常有一定的差距，称为病人角色适应不良。通常病人角色适应不良有以下几种类型。

（1）病人角色缺如：指个体未能正常进入病人角色。表现为意识不到有病，或否认病情的严重程度，即病人虽被确认为有病，但并未放在心上或意识不到疾病的严重程度，或有意否认其严重性，未能进入病人角色。其原因是病人不能接受现实而采用否认心理。有时个性因素使某些人不愿轻易接受病人角色。有时疾病会影响就业、入学或婚姻等，使个体处于某种现实矛盾中而不愿承认病人角色。

（2）病人角色强化：指个体患病后出现心理反应过度的角色行为。表现为病人对自己所患的疾病过度关心，过度依赖医疗机构和医务人员的帮助，安于病人角色，对自我能力表示怀疑，即使已经康复仍然愿意以病人角色自居，不愿从病人角色转为常态角色，一些人"小病大养"就是典型的病人角色强化现象。现实中，还有一些不愿出院或乐意宣称自己为病人的人，他们或因缺乏自信心，或因心理障碍，对医务人员和医院的依赖性增强，或期望继续从病人角色和脱离原来的社会角色中获得某些利益，而不愿重返病前的社会生活。

（3）病人角色减退：指已经进入病人角色的个体，由于环境、家庭、工作等因素，以及正常社会角色所担负的责任、义务的影响，出现病人角色行为减少或退出病人角色。此时，病人不顾病情而从事力所不及的活动，或过早地转入社会常态角色重新承担起本应免除的社会角色的责任，表现出对病情的考虑不充分或不重视，而影响疾病的治疗。

（4）病人角色冲突：指个体在适应病人角色过程中，与其患病前的各种角色发生心理冲突，使病人感到焦虑、不安、烦恼，甚至恐惧。当某种社会角色强度超过求医动机时，病人就容易发生心理冲突。社会角色的重要性、紧迫性以及个性特征等因素会影响心理冲突的激烈程度，使个体进入病人角色发生困难。表现为病人因工作繁忙不能安心治疗，或不能放弃家庭责任而影响治疗，或因长期担任某种社会角色形成行为习惯而难以进入病人角色。

以上各种病人角色变化，医护人员应该熟悉与重视，在对病人进行治疗护理的同时，要注意创造条件促使病人适应其角色转化；并且随着疾病的好转，要使病人在身体康复的同时，从心理上摆脱这种角色，恢复正常的社会角色功能。

（二）病人的心理需要

个体患病后作为一个病人角色，其生活的许多方面会随之发生改变，因此他们的心理也会发生很大的变化。病人在心理社会方面的需要比生理需要更强烈，如果这些需要得不到满足则会产生强烈的失落感。作为护士要多了解病人的心理需要，掌握病人心理需要的特点，采取合理的应对措施，使病人以良好的心理状态接受医护救助，并促进病人早日康复。虽然病人的需要具有因人而异的独特性，但也有共性规律可循。常见的病人需要有以下四种。

1. 尊重的需要 病人作为"弱者"，自理能力降低，生活起居需要别人照顾，自我评价往往较低，自尊心格外容易受伤害。尊重的需要若不能满足会使人产生自卑、无助感，或者变为不满和愤怒。因此，医护人员应当尊重病人，避免出现伤害病人自尊心的行为发生，如以床号代替姓名呼唤病人、在公开场合议论病人的隐私、无视病人的存在等。

2. 安全的需要 安全感是人类最普遍、最重要的心理需要，病人更是如此，病人在疾病治疗过程中往往会面临一些影响自身安全的因素，如手术意外、检查、药物不良反应等，所以病人会格外重视生命安全和医疗过程的安全。因此，医护人员对任何一个可能影响病人安全感的行为都要十分小心地加以避免。任何新的诊疗手段和治疗措施，都应加以解释并在操作前打消病人的顾虑，以增加病人的安全感。

3. 归属的需要 病人入院后，改变了原来的生活习惯，离开了熟悉的生活环境和朝夕相处的亲朋好友，各种社会角色基本丧失，再加上疾病的折磨，病人比任何时候都更需要得到他人的情感支持，产生更强烈的归属动机。对于病人来说，医护人员的热情接纳，同事朋友的慰问探视，家庭亲人的关心照顾，都是缓解病人焦虑、紧张或抑郁的一种心理需要。因此，护理人员应该营造病房友好的气氛，鼓励病人互相交流、互相帮助，使病友之间得到同伴的精神支持，满足其归属需要。

4. 康复需要 病人求医的主要目的是为了解除生理和精神上的痛苦和威胁，病人最大的愿望莫过于尽快康复。病人希望医护人员采用最好的手段、最正确的方法，用最短的时间全力救治他。医护人员应当对病人多一分关怀体贴，细心观察，及时采取有效应对措施，满足病人的需要。

5. 信息需要 患病后病人迫切希望了解与自身疾病相关的大量信息，如病情、治疗方案、预后等情况。如不能及时得到相关信息，就会产生失落感、孤独感，出现抑郁、焦虑的情绪反应。因此，护理人员应该理解病人，了解不同的病人在不同疾病阶段中有着不同的信息需要，抓住重点，予以恰当的满足。

（三）病人常见的心理变化和心理问题

个体在患病的情况下，不仅机体的生理功能发生改变，而且认知、情绪、意志等心理活动也会发生一系列变化，甚至可能对人格特征产生严重影响。心理行为变化发展到一定程度，可能形成明显的心理问题，影响疾病的诊治、护理和康复。

1. 常见的心理变化

（1）情绪变化：在各种心理变化中，情绪变化是病人心理活动中最常见、最重要的心理变化。患病后最突出、最常见的情绪反应是焦虑、抑郁、恐惧、愤怒。同时，情绪的稳定性也下降，易激惹，易生气或伤心、哭泣等。因此，护士应该理解病人的心情，并给予病人精神支持和安慰，消除或缓解病人的不良情绪，帮助其积极乐观地对待疾病。

（2）认知变化：有些病人患病后认知功能发生明显改变。病人认知活动的最常见变化有主观感知觉异常、猜疑与怀疑等。主观感知觉异常表现为病人的躯体感受性提高，不仅对外界正常的声、光、温度等刺激十分敏感，甚至可觉察自己的心跳、胃肠蠕动或出现一些奇特的不适，对各种症状的敏感度增强。猜疑与怀疑表现为病人对周围事物特别敏感，胡思乱想，不信任他人，总觉得医护人员或家属对自己隐瞒重要病情。有的病人凭一知半解的医学知识，自我诊断和推断药物及预后，若与医生的诊断发生冲突，便怀疑诊断的正确性，不按医嘱治疗，不服用医生开的药。

（3）意志活动变化：病人在治疗过程中，会产生意志行为的变化，表现为在医疗问题的抉择上常犹豫不决、优柔寡断，过多地依赖医护人员和亲属；有的病人稍遇困难便动摇、妥协，失去治疗的信心；还有些病人缺乏自制力，情感脆弱，易激惹等。临床病人意志活动的最显著变化是其主动性降低，顺从依赖。

（4）人格行为变化：疾病可改变人原有的反应和行为模式，甚至出现一些本不鲜明的人格特征，而且个体患病前的人格特征也可影响其病后的行为，特别是患慢性迁延性疾病、难治之症、截肢等，甚至导致个体的基本观念发生变化，引起人格行为的改变。

（5）自我概念变化与紊乱：自我概念包括自我评价、自我体验和自我监控，对个人的心理和行为起着重要的调控作用。由于患病，个体常会发生自我概念变化，对自我以及自我能力的评价处于紊乱状态，出现情境性自我贬低。主要表现为自尊心和自信心下降，自我价值感丧失。

2. 影响病人心理的因素

（1）生物因素：病人的心理反应受躯体疾病的影响很大，它与发病经过、严重程度、进展阶段及治疗措施密切相关。

（2）心理因素：病人认知及人格方面的某些特征也会对其心理产生一定影响。一般来说，对疾病有较正确的认识、文化程度较高的病人，病后心理反应通常较轻。性格开朗、坚强者，对疾病痛苦的耐受性也比性格懦弱者强。

（3）社会因素：社会生活造成的各种因素，特别是人际关系，也会影响病人的心理反应。此外，民族传统、风俗习惯、道德观念和受过的教育方式，都不同程度地与病人的心理反应有一定的联系。

第二节　不同年龄阶段病人的心理护理及健康维护

（一）儿童期的心理护理

儿童期根据各年龄组解剖生理特点，又分为：①婴儿期：出生到 3 岁阶段；②幼儿期：3～7 岁，又称学龄前期；③学龄期：7～12 岁，又称儿童期；④青春期：一般女孩从 11～12 岁开始到 17～18 岁，男孩从 13～14 岁开始到 18～20 岁。随地区、气候、种族而异，中国大部分地区女孩自 10～12 岁，男孩自 12～13 岁开始，分别在 18～20 岁完成。上述各时期各有特点，但也有连续性。

1. 儿童期心理健康及维护

（1）婴儿期心理健康及维护：出生到 3 岁阶段为婴儿期。婴儿期是人类智慧发生和开始发展的时期，是个体动作发展、语言发展和思维萌芽的重要阶段。

1）婴儿期的心理特征：婴儿出生后的前半年，主要是通过各种感官的发展认识事物，从而发展了各种心理活动。4~6个月的婴儿心理功能有了一定的发展，情绪开始分化，出现六种情绪反应。婴儿期语言发展很快，从简单的词、句发展到掌握基本句型。随着言语的发展，婴儿的自我意识也开始发展，出现了比较复杂的情感体验，有了羞耻感、同情心和妒忌心等。

2）婴儿期心理健康维护：①满足生理需要：确保婴儿生长发育的营养摄取，婴儿早期的营养不良会给将来的发展带来极为严重的后果。②满足婴儿情感的要求：婴儿和成人之间的依恋关系是婴儿社会化的桥梁，也是确保婴儿心理健康的关键之一。丧失正常的母婴交往时，婴儿会出现抑郁、冷漠和敌意等。此外，教养方式不当也会加重婴儿的恐惧心理。③运动技能训练：提供适当的场地让婴儿练习运动技能，并训练比较精细的手活动，以促进智力的发展。④加强口头言语的训练：应多与婴儿交谈，鼓励说话，成人尽量少使用儿语，否则会影响婴儿标准化言语的发展。⑤培养良好习惯：要培养婴儿良好的睡眠习惯、进食习惯、卫生习惯，纠正婴儿常见的不良习惯：如吮指、咬指甲、拒食等，训练时要耐心和蔼。⑥及时注意断奶的心身反应：断奶对婴儿来说是一种很大的心理打击，婴儿会因为饮食变化而在生理上难以适应，也会因为与母亲肌肤接触的突然剥夺，心理上难以适应。因此对于婴儿的断奶问题，应在婴儿4~6个月的时候逐渐添加辅食，同时逐渐减少母乳喂养的次数和每次的喂养量，直到以其他食物为主。

（2）幼儿期心理健康及维护

1）幼儿期的心理特征：幼儿期是语言发展的关键时期，能通过语言对自己的行为和心理活动进行初步的调节。感知觉迅速发展，能有意识地进行感知和观察，但不持久且易转移。记忆带有直观形象性和无意性。以形象思维为主，五六岁后开始出现简单的逻辑思维和判断推理，模仿力极强。幼儿的情绪不稳定、易变，容易受外界事物感染。意志行为的目的性、独立性逐步增长，能使自己的行动服从成人或集体的要求，但自觉性、自制力较差。幼儿人格初步形成，自我意识发展，出现"第一反抗期"。

2）幼儿期心理健康维护：①开展游戏活动：游戏是幼儿的主导活动，也是身心健康发展的重要途径。开展丰富多彩的游戏活动，可以使幼儿的思维、想象和创造能力得到开发，使身体的平衡功能和反应速度得到提高，同时还可培养幼儿团结合作、克服困难的精神，以及遵守社会规范和人际交往的能力。②培养良好的行为习惯：幼年时期养成的习惯，如饮食、睡眠、排便、清洁、文明礼貌等良好习惯，对将来的发展和社会适应都具有重要作用，要及时纠正幼儿期常见的不良行为，如遗尿、咬指甲、口吃等。③正确对待孩子的无理取闹和过失：幼儿偶尔的无理取闹，常常是为了引起大人们的注意。因此，不能无原则地一味迁就或哄劝，这会对哭闹行为起到强化作用，形成哭闹的恶习。④对幼儿的独立愿望因势利导：幼儿在三四岁时独立愿望开始增强，应予因势利导，培养他们独立处理事物的能力，做得好时应及时表扬和予以肯定，若有失误也应以恰当的方式加以指点。

(3) 学龄期心理健康及维护

1) 学龄期的心理特征：学龄期是智力发展最快的时期。各种感觉的感受性不断提高，知觉的分析与综合水平开始发展。有意注意发展迅速，注意的稳定性增长，逐渐学会了较好地分配注意。记忆从机械记忆逐渐向理解记忆发展，无意记忆向有意记忆发展，形象思维逐步向抽象逻辑思维过渡，口头语言发展迅速，开始进行大规模的书面语言的训练，进一步促进了儿童思维的发展。此期儿童情绪表现直接、外露、波动大，但已开始学着控制自己的情绪，在活动中不断丰富情感内容，具有社会性。

2) 学龄期心理健康维护：①激发学习动机：培养和激发儿童的学习动机与兴趣，是使其日后能够自主学习的最好途径。对儿童最有效的激励方法是表扬，应使孩子学会学习、乐于学习，避免厌学、敌意、逆反和攻击等消极心理的产生。②培养适应能力：学龄期儿童入学，由以游戏为主的生活过渡到以学习为主的校园生活，要做好从幼儿园进入小学的衔接工作，有意识地创造条件和机会，让孩子尽早学会融入集体之中，使其能够轻松愉快地进行学习。③注重非智力品质的培养：非智力品质包括动机、兴趣、情绪、意志、性格和气质等各种心理活动领域。应该注意了解和理解孩子的内心世界，设法同他们建立平等、信任的朋友关系，以便更好地帮助他们养成良好的心理品质。④纠正不良行为：由于儿童的自我控制与调节能力不够完善，对社会现象辨别能力较差。因此，家长和教师应帮助他们分析社会上存在的各种现象，并给予正确指导，防止不良行为的发生。

(4) 青春期心理健康及维护

1) 青春期的心理特征：青春期由于生理发育的迅速及心理发育的延缓，使得生理成熟早于心理成熟，常显得心身发育不平衡。青春期的认知已从具体运算阶段发展到形式运算阶段，意义记忆增强。抽象逻辑思维开始占主导地位，学会了独立思考问题，但由于社会阅历较浅，对问题的看法常带有主观性和片面性，处理问题易感情用事。随着身体的迅速发育和性功能逐渐成熟，性意识开始觉醒，也是青春期典型的心理特点，具有一定的性欲望和性冲动，由于缺乏必要的性科学知识和心理准备，加之社会文化风俗氛围的影响与制约，常常对异性产生神秘感、好奇心和羞耻感等心理矛盾。自我意识快速发展，逐渐形成了独特的个性及行为方式。能够分清理想我与现实我、观察我与被观察我的关系。同时也出现自我意识多方面的矛盾，如独立性与依赖性、交往需要与自我封闭等的矛盾。

2）青春期心理健康维护：①引导性意识健康发展：通过教育使其正确认识性生理、性心理的本质，正确对待其生理、心理发育中出现的变化，正确认识月经、遗精、性梦等正常生理和心理现象，消除性紧张和性困惑，学会正确地与异性交往，帮助他们发展健康的性心理。②维护自我意识的发展：青春期自我意识发展迅速而强烈，是心理上的"断乳期"，对自己的各种需求和愿望强烈要求进行独立的思考和选择，因而常常产生对教师和父母的对抗情绪。因此，学校应及时地开展青春期的自我意识教育，在尊重他们选择的基础上有的放矢地加以引导和教育，并引导他们学会客观地认识自己和评价别人，不断地完善自我。③建立良好的人际关系：青春期少年渴望参加社会活动，渴望与同辈人广泛交往。但由于少年期成人感和自我闭锁性心理特征的出现，与人的交往会出现一些问题和困难，因此应教会他们处理各种人际关系的技巧，避免不良情绪的产生，以保持心理健康。④及时疏导负面情绪：青少年学生由于学习压力过大、独立自我意识形成、社会认识不够等，容易出现心理健康问题。针对青少年的身心发展状况，心理咨询和心理指导尤为重要，对出现的问题及时进行心理咨询和心理调适，有助于维护青少年的心理健康状况。

2. 儿童病人的心理护理

（1）婴儿期患儿的心理反应和心理护理

1）1个月以内患儿：此期患儿受到注射等疼痛刺激后，可产生惊骇、哭叫、全身运动反应。新生儿往往以不同音调的啼哭声表达不同的心理需要，如饥饿、便溺、不适、疼痛等。护士可从啼哭声中判断原因，给予护理。护理时动作要轻柔，减轻对患儿的过强刺激而造成不必要的损伤。

2）1个月至1岁患儿：2～3个月新生儿可以有六种情绪反应；5～6个月

时，对情感的需要更加迫切，需要陪伴、玩耍、爱抚和情感交流。因此，护士要以爱抚的方式护理患儿，亲近患儿，经常抱抱、抚摸、逗引、玩耍，用呀呀语与患儿进行语言交流。

3）1~3岁患儿：①母爱被剥夺感：住院患儿无母亲陪伴，就会产生母爱被剥夺感或产生分离性焦虑。护士应尽量做好母亲陪护工作，使患儿和家长都得到心理上的满足；如果医院小儿科执行无陪护制度，护士则必须承担起母亲的角色，使患儿在母爱中得到安慰。②皮肤饥饿感：幼儿生病时，皮肤饥饿感比平时更强烈，护士要尽量满足患儿的心理需要。一般可采取全身搂抱、抚摸背部、抚摸上肢、抚摸头部等方法。③偏食习惯：患儿开始时对医院饮食不习惯，不愿吃或不吃，特别是对低盐、无盐等治疗饮食常因无滋味而拒绝进食。此时，护士应教育患儿不挑食、讲明治疗饮食对促进疾病早愈的意义，采取鼓励法、诱导法、奖励法等帮助患儿进食。

（2）幼儿期患儿的心理反应和心理护理

1）恐惧情绪：恐惧是患儿入院后首先产生的心理反应，表现为哭闹、拒食、睡眠不安等。其原因主要有：①疾病给患儿带来的躯体不适。②各种注射、诊断等操作给患儿带来的不安。③医院陌生的环境给患儿带来的不适应。护士应用亲切的语言、和蔼的态度与患儿进行情感交流；对患儿配合治疗的积极表现，应及时给予赞扬和鼓励，使患儿增强勇气，克服恐惧，保持愉快情绪。

2）被动依赖倾向：患儿在住院期间表现出行为退化，自己能做的事也不去做，完全依赖父母或护士。尤其是独生子女，患病后更是有求必应。家长这种过度保护行为更强化了其依赖心理，使其依赖性更加明显。护士应满足患儿的生理、心理需要，随着病情的好转，逐渐引导其主动做些力所能及的事情。但要注意保护患儿的自尊心，对正常范围内的依赖心理要理解和支持。

（3）学龄期患儿的心理反应和心理护理：学龄期在儿童心理的发展上是一个重要转折时期。住院后，患儿由于离开父母、老师、同学，来到一个陌生环境，加之疾病的影响，易产生恐惧不安、悲伤、胆怯、孤独等心理反应。对于这些大龄患儿，护士要为其创造舒适、愉快的环境，生动、活泼的生活气氛，热情安慰、鼓励患儿树立信心。为使患儿不感到孤独和寂寞，可叮嘱家长定期来看望患儿，以满足患儿渴望得到父母爱抚的心理需要。

（4）青春期患儿的心理反应和心理护理：青春期儿童既表现有成人的心

理，又有孩童的幼稚与盲目性，感情不易自控。青春期患儿由于疾病的痛苦和体弱、诊疗的不良刺激，可出现焦虑、忧郁、闷闷不乐、睡眠不良等表现。也有的患儿怕耽误了学习跟不上班、怕留级等而导致顾虑重重。重病患儿有悲观失望的痛苦和对死亡的探究心理。护士除精心治疗和给予患儿细心照顾外，还要注意调整患儿的情绪状态，尤其对慢性病和重病患儿应予以心理支持，鼓励其树立信心，保持乐观的情绪。应注意充实丰富患儿的生活内容，使患儿不感到生活单调乏味。要尊重患儿的人格，保护其自尊心，满足他们对疾病了解的需要，要亲切和蔼、恰如其分地给患儿解释病情，指导他们以良好的情绪配合治疗和护理。

（二）青年期的心理护理

青年期一般指 18～35 岁左右，这段时期是获得人生经验的重要时期，也是最具复杂性和不平衡性、最易产生各种心理矛盾的时期，是心理上的"危险期"。

1. 青年期心理健康及维护

（1）青年期的心理特征：这个时期，个体的感知觉灵敏，观察力和记忆力发展达到高峰，逻辑思维能力加强，分析问题和解决问题的能力得到充分发展。青年期随着对外界认识的不断提高，生活经验的不断积累，自我意识增强，形成自己的人格特点。青年期情感以认知为基础，丰富深刻，不稳定情绪的自我控制能力随年龄的增长而提高，随着性生理功能发育、成熟，会出现两性间彼此关注和情感吸引。意志的自觉性与主动性增强，自制力和坚持精神都有所增强。作为社会成员的人格越来越稳定、成熟，人生观、价值观和世界观逐步形成。

（2）青年期心理健康维护

1）建立正确的自我认知：青年人应培养自己符合实际的自我认识、辨证的自我评价、积极的自我体验和严格的自我调控。学会接纳自己，逐步完善自我，客观地对待自己的过去，恰当地确立自我发展的方向。

2）学会情绪的自我调控：情绪的自我调控在青年期尤为重要。青年期应在自己能力范围内确定奋斗目标，遇到挫折多看到其光明的一面，以积极态度看待生活中的变化。此外，青年人应该兴趣广泛，积极参与社会实践，丰富生活经验，学会合理宣泄不良情绪。

3）提高人际交往能力：青年步入社会后，面临的社会关系比学生时代更为复杂，但由于他们的社会阅历少、涉世不深，易产生社交障碍。通过各种教育活动，使青年人能正确地认识自己，了解自己的优缺点，广泛接触社会，在交往中了解别人，也让别人了解自己，相互理解，相互体谅，以豁达大度的胸怀处理各种人际关系的矛盾。

4）端正婚恋观：青年人要能够正确地对待恋爱，加强爱的能力的学习，并提高对恋爱挫折的处理能力，使自己正确把握恋爱与事业、恋爱与道德、爱情与友谊这三方面的关系，保持健康的恋爱心理。

5）培养良好的择业心态：正确的择业观念和必要的择业技巧对青年人十分重要。青年人应端正职业意识，学会处理远大理想与现实需要之间的关系。此外，要积极培养对职业的浓厚兴趣，这样才能在工作中获得良好的情感体验，从而创造性地开展工作。

2. 青年病人的心理反应和心理护理

（1）青年病人的心理反应

1）震惊：生病住院对青年人是很大的震惊，会显得格外紧张、焦虑和不安。

2）否认：开始常不相信医生诊断，担心被别人耻笑或歧视，往往否认有病，直到体力不支时，才逐渐默认。

3）主观感觉异常：青年人活泼好动，住院后其活动将受到一定限制，一旦承认有病，主观感觉异常敏锐、好奇、有顾虑。

4）情绪不稳定：对疾病的情绪反应强烈而不稳定，病情稍有好转就盲目乐观，不想认真执行医疗护理计划。但病程稍长或有后遗症时，又易自暴自弃、悲观失望，从一个极端走向另一个极端，情感变得异常抑郁而捉摸不定。

（2）青年病人的心理护理

1）根据年龄特点合理安排病房：青年人向群性强、重友谊，最好把青年病人安排在同一病室。他们在一起可激发生活的乐趣，消除孤独感。

2）理解、疏导、安慰患者：主动征询病人的疑问，及时解答，满足青年人探索心理的需要。引导他们正确对待人生道路上的挫折，帮助他们客观地面对疾病，及时调整他们的心境，多给予心理支持，耐心疏导，预防可能发生的不良后果。

3）尊重患者，保护自尊心：青年患者自尊心强，重视自我价值，医护人员在与他们的交流中要尊重其人格，注意保护其自尊心。

4）适当娱乐，消除不良情绪：可鼓励患者参与适宜的娱乐活动，转移注意力，激发生活情趣，保持乐观情绪。

（三）中年期的心理护理

中年期是指 35～60 岁的这段时期。其中中年后期的一段过渡时期又称为围绝经期，围绝经期是中年期进入老年期、由成熟走向衰老的过渡时期，女性一般在 45～55 岁，男性一般在 50～60 岁。

1. 中年期心理健康及维护

（1）中年期的心理特征：中年人虽然反应速度、机械记忆能力有所下降，但总的来说各种认知功能在不断提高，具有较强的独立解决问题的能力、智力处于最佳状态。中年人情绪趋于平稳，能把握和控制情绪，有能力延缓对刺激的反应，不易冲动。人际交往方面逐渐完善，能把握和适应环境，自我意识明确，能根据自己的能力和地位来决定自己的言行。有坚定的意志力，一旦确定目标，可坚定不移地创造条件，为达到目标而奋斗。

由于中年期生理功能的逐渐下降与心理功能的持续发展，导致心理上产生诸多的问题。中年人家庭和精神负担最重，易产生焦虑、忧郁等负性情绪，如不能及时调整心身状态，可导致心理疾病、慢性疾病及肿瘤的发生。

（2）中年期心理健康维护

1）保持良好的人际关系：人际关系紧张是中年期心理紧张的重要原因之一。因此，中年人要确立正确的角色意识，形成相应角色行为，防止角色模糊和角色紊乱。

2）修身养性，保持豁达乐观的心态：中年人应提高文化修养，发展业余爱好并加强体育锻炼。要能够正确面对生活中的变化，正确看待成功与失败，保持平常心，提高对挫折的耐受能力。

3）注重心理调适，保持家庭和睦：中年人应正确认识体力与智力之间的关系，注意劳逸结合，凡事量力而行。家庭是中年人情感的主要源泉，不和谐的夫妻关系、亲子关系、婆媳关系都会成为影响心理健康的重要因素。

4）重视心理咨询，建立完善的保健制度：中年人心理负荷大，是各种心身疾病和精神疾病的高发年龄。因此，中年人应重视心理咨询，加强自我心理保健；同时，社会应建立可行的社会保障制度和监测体系，定期体检，发现问题并及时诊治。

5）重视围绝经期心理卫生：围绝经期是女性一生中从生理到心理变化比较剧烈的时期，部分人会出现常见的心身疾病——更年期综合征。围绝经期由于机体内分泌和自主神经功能改变以及大脑皮质兴奋和抑制过程的不均衡，会出现程度不同的情绪改变。应从以下三个方面维持围绝经期的心理健康：①及时了解围绝经期的生理心理知识，正确对待自己的心身变化，注重保健；②保持日常饮食、睡眠、工作的规律性，娱乐活动应有节制，避免过度紧张和劳累，加强体育锻炼，防止疾病的发生；③家庭成员、同事、朋友及单位领导都应了解围绝经期的基本知识，给予多方面的理解、体谅、同情和关心，建立更好的社会支持系统，使个体能够平稳、顺利地度过围绝经期。

2. 中年病人的心理反应和心理护理

（1）中年病人的心理反应

1）精神压力大：轻者焦虑、抑郁，重者悲观、激愤。他们为自己的工作、事业的损失而忧虑，为今后能否坚持工作而担心。

2）疑心重：中年人在体力和精力上都达到了顶点，开始向老年期过渡，体力的减弱使人感到"未老先衰"。有些中年人常常怀疑自己得了不治之症，对医生的治疗和仪器检查疑虑重重。

3）行为退化：中年病人可表现行为退化，以自我为中心，希望医护人员多照顾自己。有的自主神经功能紊乱，出现更年期综合征。

4）理智感强：中年人的道德感、理智感和美感都比较成熟，对现实有自己的见解，自我评价明确，自我意识发展有较高的水平，对挫折的耐受力和疾病的承受力较强，他们能较好地配合治疗和护理。

（2）中年病人的心理护理

1）充分激发自身能动作用：中年病人对现实有自己的见解，自我意识发展到较高水平，对躯体疼痛与精神挫折的忍耐力一般都较强，可以较好地配合治疗和护理。

2）适时告知病情：中年人的心理承受能力相对较强，应酌情、适时告知病情，讲明病情性质、严重程度，引导病人消除心理矛盾，解除猜疑，树立治好疾病的信心。

3）做好健康指导：中年病人往往有较稳定的行为模式和不利于治疗的生活习惯，如熬夜、吸烟、喝酒、饮食等嗜好，对这些行为可借助适当的心理治疗加以矫正或训练。对更年期病人，护士应指导其正确对待疾病，为病人创造良好的治疗和护理环境，教会病人调控自己的情绪，保持有规律的生活，以平稳度过更年期。

（四）老年期的心理护理

60 岁或 65 岁以后的年龄阶段称为老年期。

1. 老年期心理健康及维护

（1）老年期的心理特征：老年期生理功能减退，内脏器官生理功能出现老化。出现记忆力下降，表现为对往事回忆生动清晰，但对近期事情易遗忘；机械记忆差，意义识记较好；判断能力和注意力减退；晶体智力保持良好，液体智力下降，思维灵活性较差，趋向保守，但分析能力和判断能力变化较小；情绪趋向不稳定，易兴奋、易激惹，喜欢唠叨，常与人争论，易产生抑郁、焦虑、孤独感、自闭和对死亡的恐惧心理。人格发生改变，行为变得刻板、固执，以自我为中心而常常影响人际关系。

（2）老年期心理健康维护

1）正视现实，正确面对老年期：计划好退休后的生活、工作安排，淡化权力观和金钱观。培养多种爱好，充实老年生活。加强人际交往，主动更新观念和适应新的角色。自觉调整心态，多交朋友，积极地融入到老年群体中去，真正体会和享受老有所乐、老有所为的高质量晚年生活。

2）保持乐观的情绪：老年人要豁达、开朗、宽容大度。要正确对待各种生活事件，遇到不良生活事件要面对现实，与家人、亲朋好友共同商量解决，多从积极方面去考虑，以乐观的态度安度晚年。

3）合理用脑，积极活动：坚持适量的、不间断的脑力劳动和体育活动，可延缓脑功能和躯体功能的衰退。应多与社会接触，积极参加力所能及的活动，生活有规律，力求身心健康。

4）改善家庭关系，家庭和睦：妥善处理好家庭成员的关系，家人之间能互相关心和爱护，让老年人感到温暖和安全，并帮助丧偶和孤寡老人在自愿的前提下重组家庭。和谐的家庭人际关系有利于老年人的情绪稳定、消除孤独感，提高晚年的生活质量。

5）生活规律，营养合理：饮食起居要适当，改变不良生活习惯和行为，如吸烟、酗酒、高糖和高盐饮食、暴饮暴食、滥用药物、生活不规律等。

6）发挥社会支持系统的作用：全社会都应提倡尊老、爱老、敬老、养老的社会风尚，对老年人给予关心、安慰和支持，为老年人建立广泛的社会支持系统，提供高质量的保健机构和活动场所，满足老年人的社会需要，以确保老年人安度晚年。

2. 老年病人的心理反应和心理护理

（1）老年病人的心理反应

1）否认：老年病人由于害怕自己年老多病遭家人嫌弃而拒绝承认有病，拒绝就医。

2）自尊：老年病人一般自我中心意识较强，对因病而失去"独立"能力而感到悲观，表现为不愿听从别人安排，争强好胜等。

3）恐惧：老年病人对病情的估计多为悲观，对痊愈的信心往往不大，表现为焦虑不安。当意识到病情较重而死亡有可能来临时，可出现恐惧、易怒等情绪反应。

4）幼稚：有的老年患者表现天真，情绪波动大，自控力差；有的小病大养，对家人和医护人员过度依赖。

5）自卑、抑郁：由于长期的孤独寂寞、社会角色改变、家庭地位下降等因素，老年人孤独感和疏离感加重，自卑自怜，突出表现为价值丧失感。

（2）老年病人的心理护理

1）尊重老年患者，重视其情感需求：老年患者突出的心理需求是希望得到重视和尊重，因此对他们的一般要求，只要不违背原则，均应尊重或尽量满足；对他们的建议和要求不论是否正确，必须仔细听取，认真对待；对个别特殊而无法满足的要求，护士要态度和善、诚恳地解释清楚；对丧偶或无子女的老年病人，应本着人道主义精神，格外予以关心与尊重。

2）耐心体贴，关心老年患者：老年病人不同程度地感觉不灵敏，反应迟钝，护士在护理中要勤快、细致、耐心、周到。有些病人表达不清自己的意思或所答非所问，护士对此不可讥笑嘲讽，应变换自己的问话方式、多问几次，耐心领会。护士对他们的话要专心听，科学地给予答复，回答时讲话要慢、声音要大。

3）调节老年患者情绪：鼓励老年患者回忆美好往事，使其获得心理上的愉悦感和满足感，有助于其情绪的稳定。对老年患者独特的不良行为，如易忘事、刻板、古怪等，可在短期内有所改变的，应积极给予帮助；不易在短期内改变的，只要不影响其他病友和疾病的诊治，则应避免过度关注。

4）争取尽可能多的社会支持：调动老年病人的各种社会关系，在精神和物质上给予更多的关怀与支持，安排病人的亲属、老朋友、老同事来探望等，都会给老人带来极大的安慰。

模拟试题测试，提升应试能力

一、名词解释

病人角色

二、选择题

A_1 型题

1. 一位病人面对肺癌的诊断结果，坚持认为是医生搞错了，从角色转变理论分析，这种情况属于（　　）

　　A. 角色缺如　　　B. 角色冲突　　　C. 角色强化　　　D. 角色恐惧

2. 不符合中年期生理、心理特点的表述是（　　）

　　A. 人格特征基本定型　　　　　　B. 角色复杂，易产生心理应激

　　C. 部分人可出现更年期综合征　　D. 情绪不稳定

3. 当一个人真的意识到病情严重，初次感到死亡的威胁时，典型的反应是（　　）

　　A. 感到抑郁

　　B. 感到异常愤怒

　　C. 感到震惊，并否认疾病

　　D. 接受事实，并寻找可能的补救办法

4. 慢性期的病人由于病程较长、症状固定或反复发作，易出现（　　）

　　A. 厌世心理　　　B. 揣测心理　　　C. 恐惧心理　　　D. 以上都正确

5. 儿童在哪个阶段对住院诊治的心理反应最为强烈（　　）

　　A. 6 个月以前　　B. 6 个月至 4 周岁　　C. 4～6 周岁　　　D. 6 周岁以上

6. 根据我国现时通行的儿童心理发展阶段的划分，3～6 岁儿童属于（　　）

　　A. 婴儿期　　　　B. 乳儿期　　　　C. 幼儿期　　　　D. 童年期

7. 婴幼儿患病住院后最突出的心理反应是（　　）

A. 分离性焦虑　　　　B. 思念亲人　　　　C. 恐惧　　　　D. 皮肤饥饿

8. 病人最常见、最重要的心理变化是（　　　）

A. 人格变化　　　　B. 意志变化

C. 情绪变化　　　　D. 认知功能变化

9. 与病人的沟通中，老年病人最强烈的需要是（　　　）

A. 安全的需要　　　B. 信息的需要　　　C. 尊重的需要　　　D. 情感的需要

10. "焦虑、忧郁、恐惧、愤怒"等负性情绪反应是"病人心理问题"的（　　　）

A. 实质　　　　B. 特征　　　　C. 表征　　　　D. 本质

11. 针对急危重症病人否认心理，不正确观点为（　　　）

A. 持续的否认心理可不予以处理　　　B. 短期的否认可不予以纠正

C. 否认是自我保护　　　　　　　　　D. 否认可使病人减轻烦恼

12. 改善心理环境主要指（　　　）

A. 自己安慰自己　　　　　　　　B. 得到别人的同情

C. 增强身体健康　　　　　　　　D. 寻求社会支持

13. 某病人住院后，总是担心误诊，怕吃错药、打错针，其心理反应属于（　　　）

A. 焦虑　　　　B. 猜疑与怀疑　　　C. 恐惧　　　　D. 否定

14. 采取任何新的治疗手段，应事先对病人解释，以增加病人的（　　　）

A. 信任感　　　　B. 安全感　　　　C. 信任满足感　　　D. 理解

15. 对无亲属陪护的住院婴幼儿，护士应适时进行（　　　）

A. 搂抱　　　　B. 抚摸　　　　C. 哄逗　　　　D. 微笑

16. 下列不符合病人角色含义的是（　　　）

A. 具有与该疾病相符的特定社会地位

B. 受到社会的关心和照顾

C. 要遵从社会所规定的该疾病病人的权利和义务

D. 不需遵从社会所规定的该疾病病人的行为规范

17. 进入病人角色的根本原因（　　　）

A. 从原有的社会角色中解脱

B. 环境发生了改变

C. 患病

D. 处于被帮助的地位

18. 病人由于工作繁忙或者家庭责任而不能安心治疗，这是 （　　　）

A. 病人角色冲突　　　　　　　　　B. 病人角色缺如

C. 病人角色消退　　　　　　　　　D. 病人角色隐瞒

19. 病人意志特征是 （　　　）

A. 主动性降低、耐受能力和自控能力增加

B. 主动性降低、耐受能力和自控能力下降

C. 主动性增加、耐受能力和自控能力下降

D. 主动性、耐受能力和自控能力增加

20. 对于病人来讲，最重要的、最优先的需要常是 （　　　）

A. 自我实现的需要生理的需要　　　B. 爱与归属的需要

C. 安全的需要　　　　　　　　　　D. 尊重的需要

21. 病人对自身躯体感觉过敏是由于 （　　　）

A. 存在躯体异常　　　　　　　　　B. 情绪不稳定

C. 缺乏准确的自知力　　　　　　　D. 对躯体过分关注

22. 慢性期的病人易出现沮丧的原因有 （　　　）

A. 久病的折磨　　　　　　　　　　B. 家庭的经济负担

C. 别人的歧视　　　　　　　　　　D. 以上都是

A$_2$ 型题

23. 某病人，即将进行肺部肿瘤切除术，术前除了对病人进行躯体准备外，以下哪些心理准备是有效的 （　　　）

A. 提供情绪支持　　　　　　　　　B. 提供有关信息

C. 进行行为应对训练　　　　　　　D. 对手术提供示范和脱敏

E. 以上准备均有效

24. 某男性，46 岁，患慢性肾衰竭多年，准备进行透析治疗。他的以下心理社会条件哪项不利于透析治疗 （　　　）

A. 家属能够配合　　　　　　　　　B. 较高的智力

C. 较高的理解力　　　　　　　　　D. 较多的防御态度

E. 较少依赖躯体性防御

25. 某病人需要作子宫肌瘤摘除术，术前病人出现了一系列心理反应，关于这些术前心理反应的认识，哪项是错误的 （　　　）

A. 病人术前的心理反应对手术和术后的恢复必然产生负面的影响

B. 术前焦虑水平很高或很低者，预后不佳

C. 术前焦虑水平适中者，术后结果最好

D. 术前所出现的焦虑和恐惧是正常的情绪反应

E. 术前对医生和手术抱有期望是病人的正常心理反应

26. 某病人被确诊为乳腺癌，以下哪期不属于病人的心理反应时期（　　）

A. 否认-怀疑期　　　　　　　　B. 精神失常期

C. 休克-恐惧期　　　　　　　　D. 愤怒-沮丧期

E. 接受-适应期

27. 某病人，男性，38岁。其行为像儿童，对许多事情都需要问医务人员或周围的人，并要求家人和周围的人给予关心，这种情况属于康复过程心理行为问题中的（　　）

A. 否认　　　　B. 焦虑　　　　C. 过分依赖

D. 失能评价　　E. 抑郁

A₃型题

（28～31题共用题干）

某病人，女，36岁。1个月前因乳腺癌进行手术。术后一般情况良好，但近1周来该病人情绪低落，常常独自流泪，对自己的生存非常悲观，各种兴趣下降，睡眠浅，易早醒，甚至出现轻生的念头。

28. 病人的这种情绪状态是（　　）

A. 焦虑反应　　　B. 恐惧反应　　　C. 敌对反应

D. 抑郁反应　　　E. 失眠反应

29. 病人这种情绪反应强度主要取决于（　　）

A. 病人疾病的痛苦程度　　　　B. 病人可能的生存期长短

C. 病情对于前途的影响　　　　D. 病人经济上的损失

E. 病人赋予所失去东西的主观价值

30. 对于长期这种情绪反应所造成的后果，以下哪项是错误的（　　）

A. 使病人的免疫力下降　　　　B. 增加原有疾病治疗的难度

C. 增加引发新疾病的可能性　　D. 增加病人所能获得的社会支持

E. 妨碍病人与医务人员的合作

31. 对于这种病人，临床上一般采取哪些干预措施 （　　　）

A. 支持性心理治疗   B. 药物疗法

C. 认知疗法   D. 生物反馈疗法

E. 以上都是

三、简答题

1. 病人角色的适应与适应不良。

2. 病人的一般心理需要包括哪些?

3. 影响病人遵医行为的因素哪些?

第九章

心理护理与整体护理

学习内容提炼，涵盖重点考点

第一节 心理护理概论

(一) 心理护理的概念

心理护理是以心理学的理论为指导，以良好的人际关系为基础，运用心理学的方法，通过语言和非语言的沟通，改变护理对象不良的心理状态和行为，促进康复或保持健康的护理过程。

心理护理已成为现代护理的一项重要内容，在临床护理工作中具有非常重要的意义，主要表现在以下几方面。

(1) 有助于建立发展良好的护患关系。

(2) 有助于增强病人的抗病能力。

(3) 有助于对病人的客观检查和检查。

(4) 有助于发挥药物和手术治疗的疗效。

(5) 有助于各项操作的顺利开展。

(6) 有助于预防心身疾病的发生或恶化。

(二) 心理护理的基本要素

1. 心理护理的主体 (护士) 　　狭义的心理护理的主体是护士，从广义来说也包括医师、病人家属、朋友等，构成病人的心理支持体系。

2. 心理护理的客体（病人）。

3. 心理护理过程中问题解决的方法体系（心理学理论及技术）。

4. 心理护理的目标（心理问题）。

（三）心理护理在整体护理中的地位和作用

整体护理的目标是为病人提供包括生理、心理、社会文化等方面的护理服务、护理教育。它的任务是从健康到疾病过程护理，是从个体护理到群体护理。

心理护理依据心身相互联系、相互影响的机制，通过心理护理，满足病人的心理上的需求，消除其紧张、消极情绪，充分调动病人的主观能动性，提高其社会适应能力，使其在生理、心理方面都处于接受治疗的最佳状态，以利于发挥药物的疗效，促进病体康复和健康。心理护理在整体护理中的地位和作用主要可以体现在以下两个方面。

1. 心理护理是整体护理的核心内容　大量的临床实践早已证明，心理-社会因素所导致的人类健康问题正日趋严重。一个人的心理状态的优劣对其自身的健康水平会有直接甚至决定性的影响。

2. 心理护理贯穿于整体护理的始终　心理护理作为一种具体的护理方法，与其他护理方法紧密联系、共存于整体护理的模式中，相互储存、相互渗透。

（四）心理护理的原则

1. 交往原则　心理护理是护患间的一种人际交往，包括护士与病人、病人与病人、护士与病人家属等的人际交往。这些交往在某种程度上是为了交流情感，协调关系，满足病人心理需要，以消除病人的孤独感。护士在这些交往中是中心人物，具有活跃和调节各种人际的交往，融洽各方关系的"桥梁"作用。

2. 服务原则　心理护理是在人道主义道德原则的指导下为病人服务。

3. 启迪原则　护士在给病人进行心理护理时，应用相关学科的知识，向病人讲解医学知识、心理卫生知识。

4. 应变原则　病人的病情及情绪都在不断地变化，在心理护理过程中，必须有灵活的应变能力。

5. 自我护理的原则　　自我护理是为了自己生存、健康及舒适所进行的自我实践活动。病人在医师和护士的指导帮助下，以平等的地位参与对自身的医疗活动，这将有助于病人自尊、自信的培养，为康复创造有利条件。

第二节　心理护理的程序

（一）评估

1. 内容

（1）身体状况：包括病人各项生理功能、日常生活习惯等。

（2）情绪状况：根据与病人接触评估其情绪状态，必要时可以使用一些心理评估量表。

（3）人格评估：评估病人的人格特点，包括性格、信仰、价值观等。

（4）社会交往状况：包括病人的家庭情况、沟通方式、人际关系模式、社会支持系统等。

（5）感知和认知：包括病人目前的意识状态和认知能力。

（6）睡眠与休息：睡眠的质量。

2. 途径

（1）观察：病人的面部表情、行为动作、饮食量、言语多少、声音大小等情况。

（2）访谈：向病人家属、亲友及所在单位组织、同事及同病房病友访谈了解病人有关情况。

（3）交谈：通过与病人交谈了解病史、病情变化、疾病的感受、治疗的态度和意见、迫切的心理需求、家属亲友关系、近期经历特殊的生活事件和经济状况等。

（4）生理仪表测查或监测：通过测量体温、呼吸、血压、心电图等观测掌握病人生理活动状况。

（5）心理测量。

（6）病人的医疗文件：可参阅病人的病历、护理病历和病程等了解病人情况。

将收集到的各种资料综合、分类，进行分析，找出病人的心理问题，查明原因，为护理诊断做准备。

（二）护理诊断

心理护理诊断是对一个人生命过程中心理、社会、精神、文化方面的健康问题反应的陈述，这些问题是属于心理护理职责之内，是能用心理护理方法加以解决的。

1. 确定病人心理反应的性质　确定病人是以焦虑为主，还是以忧虑或恐惧为主；同时确定病人的心理问题是现存的，还是潜在的。

2. 确定病人心理反应的强度　如病人的心理反应是以焦虑为主，还应考虑焦虑的程度，即是轻度、中度还是重度。

3. 确定引起病人心理反应的原因　了解病人心理问题的原因是为了帮助病人从根本上解决问题。

4. 形成恰当的护理诊断　目前心理护理诊断的理论尚不完善，诊断名词尚有一定的争议。

5. 确定问题的先后次序　一个病人可能同时存在多种不同的心理问题或心理障碍。因此，护理诊断要按照心理问题的轻重缓急，以一定的先后次序排列，先解决重要的心理问题，然后再逐项解决其他心理问题。

（三）计划

护理计划是根据信息收集和分析的结果，在反映病人问题的护理诊断确定后，按心理问题的轻、重、缓、急排序，提出解决病人心理问题的护理干预手段，制定心理护理目标，估计可能出现和制定针对意外的应急措施。计划是应用心理学知识与技术解决具体问题的关键步骤。

（四）实施

1. 建立良好的护患关系

（1）遵循伦理学三原则：即在临床心理学评估与干预过程中做到"无损于病人身心健康，不违背病人主观意志，不泄露病人个人隐私"等，只有做到这些才能赢得病人的信任，换取病人的友好合作。

（2）有效的沟通技巧：护士运用语言沟通和非语言沟通等人际交往技巧，主动与病人建立融洽的护患关系。在语言沟通方面，护士必须掌握沟通技巧，如寻找共同点，拉近与病人的距离，多用表扬和鼓励的语言，语言要通俗易懂，书面语言要准确、规范、完整和科学；非语言沟通中护士要注意自己的仪态服饰，善用面部表情、目光接触、恰当的姿态动作、人际距离、人体接触等技巧，促成病人适宜的心身状态。

2. 创造良好的休养环境　安静、整洁、舒适、安全的质量环境有助于病人心情舒畅，养精蓄锐，增进健康。病房是病人诊疗休养的场所，应保持安静，避免噪声，色调柔和，空气新鲜，温度、湿度适宜；室内陈设应整齐、清洁、美观，病人的卧具要保持洁净、松软，使病人感到舒适；还应注意做好室内室外绿化，为病人创造良好的休养环境。

3. 强化病人的心理支持系统　首先要争取家属亲友的密切配合，病人在患病住院期间，非常希望家属、亲友、同事的探望，但他们的探望常常可以直接影响病人的情绪，对此护士应向他们说明情况，争取家属亲友的配合；其次是促进病友间的相互支持；最后是护士要加强护理宣教，病人对疾病的认识态度往往影响着病人的行为、生理状态与疾病的康复，护士应尽可能地对病人开展护理宣教，用讲座或讨论的方法，以通俗易懂的语言，结合病人的病情和症状，讲解有关疾病知识，使病人对疾病能有科学认识，从而通过健康教育进一步调动病人的积极性，指导病人以乐观态度配合治疗。

4. 合理安排病人的生活　病人住院治疗，面对单调的病房生活常有"度日如年"的感觉，很难适应。医院除应保证住院病人有充足的睡眠、规律的生活外，还应尽量为病人提供方便。护士应根据情况帮助和指导病人进行适当的活动和娱乐，如鼓励术后病人早期下床活动，慢性病病人散步、打太极拳、做保健操等；也可组织一些活动，如下棋、打牌、看电视、看报、听音乐等，这些活动既可以愉悦病人身心，分散病人对疾病的注意力，还可以调节病人的情绪。

5. 合理使用心理治疗的方法　心理治疗在护理工作中被广泛应用，心理护理的方法主要是指心理治疗中的支持疗法。这种疗法是通过对病人进行心理上的安慰、支持、劝解、保证、疏导和调整等方法，达到治疗疾病的目的，可以在日常护理中进行。

（五）评价

1. 评价结果

（1）病人心理问题已解决，护理目标已经达到。

（2）问题部分解决，取得部分成果，其他问题尚未解决。

（3）问题没解决，预期护理目标未实现。

（4）问题进一步恶化或出现新的问题。

2. 未能达到预期结果的原因分析

（1）护理资料收集不全、护理计划有误。

（2）病人与护士不合作。

（3）护理措施实施不力。

（4）医护协作不好。

（5）评价标准欠佳。

（6）病人病情发生变化。

找到未完成计划的原因后，要采取针对性措施，直到目标问题解决。

模拟试题测试，提升应试能力

一、名词解释

1. 心理护理

2. 护理诊断

二、单项选择题

A₁型题

1. 病人向护士透露个人隐私时，护士应把谈话内容（　　）

A. 告诉其主管医生　　　　B. 告诉直系家属

C. 告诉同病房的其他护士　　D. 告诉其他病人

E. 严守秘密，不告诉他人

2. 护理人员最基本的道德义务是（　　）

A. 完全按照病人的意愿进行护理

B. 服从医院领导的命令

C. 为病人尽职尽责，帮助其恢复健康

D. 积极配合医生的治疗方案

E. 不接受病人的礼物

3. 一患者因全口黏膜充血且有黄白色假膜覆盖的浅溃疡就诊于口腔科，经询问患者有口性交史，最终诊断为淋病，医生把此事告诉了与病人同来的

单位同事，单位人得知后都回避病人，这结果表明病人哪项权利受到侵犯（　　）

  A. 享受医疗服务   B. 患者经济利益

  C. 免除健康时的社会责任 D. 被尊重和保守个人秘密权利

  E. 以上都不是

  4. 某病人，男性，52 岁，患了性传播疾病，接受治疗，开始好转，医生将此事告诉了病人单位的同事，同事知道后和他断绝了一切来往，此现象表明病人的哪项权利受到侵犯（　　）

  A. 免除健康时的社会责任 B. 病人的经济利益

  C. 享受医疗服务   D. 被尊重和保守个人秘密的权利

  E. 被尊重和被理解的权利

  5. 对于哭闹的患儿，一女性医生讲话时语调柔和，目光慈祥，使儿童很快配合牙科治疗，这说明他在哪方面做得好（　　）

  A. 身体姿势   B. 目光沟通

  C. 语言沟通   D. 非语言沟通

  E. 语言和非语言沟通

  6. 某男青年，因心爱的女友提出与其终止恋爱关系时，采取了报复行为，毁了女友的面容，这种由爱变成恨的情绪变化是因为情绪具有（　　）

  A. 短暂性   B. 两极性

  C. 复杂性   D. 持久性

  E. 深刻性

  A_2 型题

  7. 某病人需补钾，医嘱为"15% 氯化钾 10ml 加 0.9% 氯化钠溶液 500ml 静脉滴注"。护士李某认为反正进入静脉，时间长短无所谓，在输液时把 10ml 氯化钾自输液管小壶中加入，导致病人因心脏骤停死亡。李某的行为违反了下列哪一条护士执业规则（　　）

  A. 护士应承担预防保健工作

  B. 护士不得泄露病人隐私

  C. 护士应服从卫生行政部门调遣，参加医疗救护工作

  D. 护士应当正确执行医嘱

  E. 护士必须遵守职业道德

8. 患者李某，因病住院，爱人在外地出差，家中 10 岁女儿暂由邻居看管。多日来，患者失眠，愁闷，整日挂念女儿，对其他事漫不经心，时感心悸。此时，不应采取的护理措施是（　　　）

 A. 将患者安排在安静的环境中

 B. 陪伴患者

 C. 教会患者放松的方法

 D. 鼓励通过暴力行为达到心理平衡

 E. 创造同情理解的气氛

9. 某病人将参加一种高血压药物的临床实验，在实验中医务人员应遵循以下原则，除了（　　　）

 A. 向病人讲解实验的有关内容

 B. 一切以病人的利益第一

 C. 实验必须得到病人的同意

 D. 病人应承担实验的一切后果

 E. 实验要有利于学科的发展

10. 一位考生参加全国护士执业资格考试，没有通过。她坚持认为，这是护士长给她安排的工作太重，夜班太多，影响复习造成的。她面对挫折的心理防御为（　　　）

 A. 否认　　　　　　　　　　B. 退化

 C. 外射（投射）　　　　　　D. 反向

 E. 升华

11. 一位中年妇女因车祸而丧偶，她来到心理门诊，向咨询者倾诉内心的痛苦，咨询者耐心倾听，深表同情和理解，并给予劝慰和适当的应答，来访者的痛苦所减轻。这位咨询者运用的心理咨询手段是（　　　）

 A. 宣泄　　　　　　　　　　B. 领悟

 C. 活血化瘀　　　　　　　　D. 强化自我控制

 E. 增强自信心

12. 一个为失恋所烦恼的人，在心理咨询者的帮助下，冷静地分析其失恋的主、客观原因后，更加理智地接受这一事实，在一定程度上解脱了自己的压抑心情。这位咨询者运用的心理咨询手段是（　　　）

 A. 宣泄　　　　　　　　　　B. 领悟

C. 活血化瘀　　　　　　　D. 强化自我控制

E. 增强自信心

13. 一位来访者离开咨询室后，其他科室的医生问你来访者有什么问题，你当如何回答（　　）

A. 告诉他，因他是医生　　　B. 告诉他，因他关心他人

C. 告诉他，要求他别外传　　D. 不告诉他，多管闲事

E. 不告诉他，遵守保密原则

14. 某女性，55岁。丧偶8年，现独居，嗜烟酒，不爱运动。平时性情抑郁，过分容忍，办事无主见，常顺从于别人。1个月前行胃癌切除术，术中及术后情绪低落，兴趣下降，独自流泪，有轻生之念。病人患胃癌的主要原因为（　　）

A. 生活事件　　　　　　　B. 易感性人格特征

C. 情绪因素　　　　　　　D. 不良生活习惯

E. 以上都是

15. 心理咨询的意义有以下方面，但除外（　　）

A. 解除紧张应激压力的手段

B. 防治心身疾病

C. 政治思想教育的重要手段

D. 促进健康长寿

E. 心理卫生知识的传播途径

16. 某女大学生，19岁。病前有强迫性人格特征。在一次动物实验中，因抓大白鼠的方法不对而被鼠咬，引起焦虑和恐惧发作。而后表现为见鼠就惊叫、害怕、心跳剧烈，发展到有人谈到鼠也出现焦虑、紧张、出汗症状。病人主动求医，要求治疗。对这例病人心理评估的最佳方法是（　　）

A. 调查法　　　　B. 观察法　　　　C. 会谈法

D. 作品分析法　　E. 心理测验法

17. 良好的医患关系的作用是（　　）

A. 有利于诊断和治疗　　B. 有利于实施预防措施

C. 有利于病人的情绪　　D. 有利于医务人员的健康

E. 以上都是

18. 发挥自己的潜能，实现自己的理想与抱负的需要是（　　）

A. 生理需要　　　　B. 安全需要　　　　C. 爱与被爱的需要

D. 尊重的需要　　　　E. 自我实现的需要

19. "感时花溅泪，恨别鸟惊心"，这种情绪状态是（　　　）

A. 心境　　　　B. 激情　　　　C. 应激

D. 美感　　　　E. 悲哀

20.《红楼梦》中的林黛玉，其动作稳定缓慢，观察事物细致入微，敏感多疑，孤独多虑，情感体验深刻且持久。根据巴甫洛夫高级神经活动类型学说，林黛玉的神经活动类型属于（　　　）

A. 抑制型　　　　B. 兴奋型　　　　C. 活泼型

D. 安静型　　　　E. 均衡型

21. 当一个人真的意识到病情严重，初次感到死亡的威胁时，典型的反应是（　　　）

A. 感到抑郁

B. 感到异常愤怒

C. 感到震惊，并否认疾病

D. 接受事实，并寻找可能的补救办法

E. 以上都不是

22. 病人安于病人角色的现状，期望继续从病人角色中获益，这种行为称为（　　　）

A. 角色行为强化　　　　B. 角色行为异常

C. 角色行为冲突　　　　D. 角色行为减退

23. 心理咨询师在咨询过程中对来访访者的态度不包括（　　　）

A. 同理　　　　B. 同情　　　　C. 尊重　　　　D. 真诚

24. 关于心理的过程所指的以下哪一个是正确的（　　　）

A. 感觉、学习、想象、动机、情绪

B. 感觉、兴趣、想象、动机、情绪

C. 注意、语言、情感、需要、目的性

D. 思维、语言、情感、自制力

25. 心理测验按测验目的分类可分为4种，下列哪种是错误的（　　　）

A. 能力测验　　　　B. 人格测验

C. 症状评定量表　　　　D. 团体测验

26. 在进行心理咨询的探讨感应阶段，其主要任务是（　　）

A. 消除来访者的顾虑

B. 了解来访者存在的主要心理问题

C. 进行心理测验

D. 帮助来访者树立战胜困难的信心

27. 病人的主要心理反应不包括（　　）

A. 孤独　　　　　　　B. 自信增加

C. 焦虑　　　　　　　D. 抑郁

28. "想吃鱼，又怕腥"是哪种冲突（　　）

A. 双趋冲突　　　　　　B. 双避冲突

C. 趋避冲突　　　　　　D. 单向冲突

29. 心理咨询与心理治疗的一般原则中通常不包括（　　）

A. 批评与教育　　B. 发展性原则　　C. 转介或转诊　　D. 保密性原则

30. 某男与同班的某个女生恋爱，多次接触后，发现她爱发脾气，因难以忍受想提出分手，但又觉得她很漂亮，不愿放弃。这种矛盾心情是属于哪种冲突（　　）

A. 双趋冲突　　　B. 双避冲突　　　C. 趋避冲突　　　D. 单向冲突

31. 父母对子女的轻微损伤表示大惊小怪或者泰然处之，影响子女成年后对疼痛的态度属于（　　）

A. 社会学习　　　　　B. 对处境的认知评价

C. 注意　　　　　　　D. 暗示

A_3 型题

（32、33 题共用题干）

某患者来心理门诊就诊，医生与她进行了医患之间的沟通。

32. 医生和她所采取沟通方式，哪项不属于非语言沟通（　　）

A. 面部表情　　　　B. 说话声调　　　　C. 书面通知

D. 身体姿态　　　　E. 眼神手势

33. 非语言沟通方法有 3 种，动态的、静态的和副语言。下列哪项属于副语言（　　）

A. 手势　　　　　　　B. 仪表　　　　　　　C. 语调

D. 医院的导诊牌　　　　　　E. 医生和病人之间的空间距离

(34、35题共用题干)

某患者，女性，近半年来常发生没有任何原因的紧张、恐惧、坐立不安的现象，同时伴有心悸、面色苍白、尿频尿急，似乎马上要大祸临头。

34. 这种障碍是（　　）

A. 惊恐障碍　　　　　B. 恐怖障碍　　　　　C. 强迫障碍

D. 抑郁障碍　　　　　E. 广泛性焦虑

35. 这种症状一般必须持续多少时间才能诊断（　　）

A. 2周　　　　　　　B. 1个月　　　　　　C. 3个月

D. 6个月　　　　　　E. 1年以上

(36～38题共用题干)

65岁女性，家庭经济困难，花了一千多元钱，做完全口义齿修复后，总感觉义齿不适，医生做了多次调磨修改仍没改善，患者为此十分烦恼，造成失眠，甚至有呼吸困难、心悸等症状。

36. 该患者主要情绪反应属于（　　）

A. 抑郁反应　　　　　B. 焦虑反应　　　　　C. 厌恶反应

D. 恐怖反应　　　　　E. 以上都不是

37. 对该病人最佳的心理评估方法是（　　）

A. 会谈法　　　　　　B. 观察法　　　　　　C. 心理测量法

D. 暴露疗法　　　　　E. 条件反射疗法

38. 初次接触首选手段是（　　）

A. 宣泄　　　　　　　B. 领悟　　　　　　　C. 强化控制

D. 增强自信心　　　　E. 精神分析治疗

三、填空题

1. 心理护理的基本要素有_____、_____、_____和心理护理的目标。

2. 心理护理的原则有_____、_____、_____、应变的原则和_____。

四、简答题

1. 心理护理的方法有哪些？

2. 简述心理护理的程序。

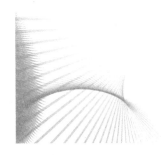

参考答案

第一章

一、名词解释

1. 马斯洛的需要层次论：①需要是分层次的，由低到高依次是生理需要、安全需要、社交需要、尊重需要和自我实现的需要；②需要能够影响行为，但只有尚未满足的需要能够影响行为，满足了的需要不能成为激励的工具；③当人的某一层次的需要得到最低限度满足后，才会追求高一层的需要，如此逐级上升，成为推动继续努力的内在动力。

2. 健康信念理论：指建立在心理理论基础之上的、用于解释和预测健康行为的理论。主要用于探索各种长期和短期的健康行为问题，包括危险性行为与艾滋病的传播。健康信念是人们接受劝导、改变不良行为、采纳健康促进行为的关键。

3. 亚健康状态：研究健康状况受到潜在危险因素威胁的亚健康状态的人，如人格因素、情绪因素、社会因素等潜在因素对健康的影响。

4. 认知理论：认知心理学的基本观点是人不是被动刺激的接受者，人脑中进行着积极的信息加工，这个加工过程就是认知过程，即在感觉登记的基础上，进行编码、译码、存储和提取，也就是知觉、记忆、思维、推理、概念形成、创造、解决问题等过程。以信息加工理论为基础。认知心理学也称为信息加工心理学。

5. 个案研究：个案研究是以个人或某一团体作为研究对象，全面、系统、完整地收集资料，通过对多例个案的分析找出共性问题的一种方式。

6. 问卷法：指采用事先设计的调查问卷，通过书面的形式由受试者填写，然后对收集的资料和数据进行研究的方法。

7. 构造主义：这个学派主张心理学应该研究人们的直接经验（即意识），并把人的经验分为感觉、意象和激情状态三种元素。感觉是知觉的元素，意象是观念的元素，而激情是情绪的元素。所有复杂的心理现象都是由这些元素构成的。在研究方法上，构造主义强调内省方法。在他们看来，了解人们的直接经验，要依靠受试者对自己的观察和描述。

二、单项选择题

1-3　CAA

三、简答题

1. 简述护理心理学概念。

答：护理心理学是研究护士和护理对象在护理情境下的心理现象及其心理活动发生、发展规律的科学。它既是医学心理学中的一个分支，又是护理学的重要组成部分，理解和掌握护理心理学的概念应从以下三个方面认识：①注重护士与护理对象之间的相互作用；护理心理学研究对象包括病人、亚健康状态的人和健康人，即护理心理学既要研究在护理情境下"病人"个体心理活动规律，又要了解"护士"本身的心理活动规律。②重视护理情境的作用。③护士和护理对象内在心理因素的影响。

2. 护理心理学研究任务是什么？

答：护理心理学的研究任务包括：①研究心理因素在疾病发展过程中的作用及规律；②研究病人的心理活动特点；③研究心理评估的理论和技术；④研究护士的职业素养及培养。

3. 简述护理心理学国内外发展现状。

答：①国外护理心理的发展概况：强调心身统一的整体护理观；心理学知识与人才培养目标紧密联系；心理疗法与临床护理融会贯通；开展量性和质性研究。②我国护理心理学的发展概况：学科发展日趋成熟和完善；专业教学范围有所拓展；科研实践活动不断深入。

4. 护理心理学的基本研究方法有哪些？

答：观察法、调查法、测验法、实验法。

第二章

一、名词解释

1. 心理学：心理学是研究人的心理活动及其行为规律的科学。

2. 感觉：人脑对直接作用于感觉器官的客观事物的个别属性的反映。

3. 知觉：人脑对直接作用于感觉器官的客观事物整体属性的反映。

4. 情绪：人们对客观事物是否符合自己的需要所产生的态度体验。

5. 记忆：过去的经验在人脑中的反映。

6. 逻辑记忆：通过掌握要领和逻辑思维过程为内容的记忆。

7. 情绪记忆：以体验过的情绪和情感为内容的记忆。

8. 思维：人脑对客观事物间接、概括的反映。

9. 想象：在大脑里对已有表象进行加工改进并形成新形象的过程。

10. 注意：人的心理活动对一定事物的指向和集中。

11. 情绪和情感：人对客观事物的态度体验及相应的行为反应。

12. 心境：是一种微弱的、持久的、具有弥漫性的情绪状态。

13. 应激：是个体"察觉"各种刺激对其生理、心理及社会系统威胁时的整体现象所引起的反应，可以是适应或适应不良。

二、填空题

1. 在 1879 年，德国心理学家冯特创立了第一个心理实验室，标志科学的、独立的心理学创立。

2. 心理学的研究方法包括：观察法、实验法、测验法、调查法和个案法。

3. 知觉的基本特性包括：选择性、整体性、理解性和恒常性。

4. 高级的社会性情感包括：道德感、理智感和美感。

5. 记忆过程包括：识记、保持、再现 三个基本环节。

6. 思维的两大特征是：间接性、概括性。

7. 思维的品质：广阔性、深刻性、敏感性、逻辑性、灵活性、独立性。

8. 皮亚杰认知发展理论分为四个阶段：感知-运动阶段、前运算阶段、具体运算阶段、形式运算阶段。

9. 需要分为：生理需求、社会需求。

10. 意志的品质：自觉性、独立性、果断性、自制性、坚韧性。

11. 记忆的分类：感觉记忆、短时记忆、长时记忆。

12. 遗忘的规律：先快后慢的规律。

13. 注意的品质：注意的广度、注意的稳定性、注意的分配、注意的转移。

三、单项选择题

1-5 BADCA　6-10 DBDDD　11-15 ADDCC　16-20 BDDCB　21-25 ACBDC

26-27 CA

四、简答题

1. 简述人的心理现象。

答：（1）心理过程：认识过程（感觉、知觉、记忆、思维、想象）注意、情感过程（情绪与情感）、意志过程。

（2）人格：人格倾向性（需要、动机、兴趣、理想、信念）、人格心理特征（能力、气质、性格）

2. 心理的实质是什么？

答：心理的本质是人脑对客观现实的主观反映。

（1）心理是脑的功能，脑是心理的器官。

（2）心理是客观现实的反映：①客观现实是心理的源泉和内容；②人脑对现实的反映是主观的、能动的。

3. 简述情绪、情感的区别与联系。

答：情绪与情感是既有区别又有联系的两个概念。

（1）两者的区别表现在：情绪具有情景性、冲动性和暂时性，它往往随着情景的改变和需要的满足而减弱或消失。情感则具有稳定性、深刻性和持久性，是对人对事稳定态度的反应，因而情感是人格结构或道德品质的重要成分之一。

（2）两者的联系表现在：情绪是情感的表现形式，具有明显的冲动性和外部表现。情感常以内心体验的形式而存在，比较稳定。情感在情绪的基础上形成，情绪的变化反映情感的深度，情绪和情感不可分割。

4. 如何培养良好的心理品质？

答：①树立崇高的理想和志向；②理想与具体实际工作相结合；③积极参加各种实践活动；④培养健全的体魄；⑤加强意志的自我锻炼。

5. 感觉和知觉的关系是什么？

答：（1）相同点：都是客观事物直接作用于感觉器官产生的，都属于现实的感性认识形式，离开客观事物对感觉器官的直接作用，既不能产生感觉，也不能产生知觉。

（2）不同点：感觉是对客观事物个别属性的反映。知觉是对客观事物整体属性的反映。

（3）感觉是知觉的基础。

6. 如何培养坚强的意志？

答：①树立崇高的理想和志向；②理想与具体实际工作想结合；③积极参加各种实践活动；④培养健全的体魄；⑤加强意志的自我锻炼。

7. 简述创新思维的形成及培养？

答：①突破定式；②培养发散思维与逆向思维；③学会合作；④放松，形成良好的心态。

8. 影响识记的因素有哪些？

答：影响识记的因素有：①目的任务对识记的影响。目的任务越具体明确，识记的效果越好，有意识记比无意识记的效果好，就在于有明确的目的任务。②理解对识记的影响。理解了的东西识记起来就比较全面、迅速和牢固，因为理解可与过去已经掌握的知识经验发生联系容易识记。③识记材料的数量和性质的影响。在一定数量范围内，要达到同样的识记水平，材料数量越多，平均所用的时间或诵读的次数越多，识记的效果好。识记材料的性质难易也有明显影响。

第三章

一、名词解释

1. 需要：是人脑对生理需求和社会需求的反映。

2. 兴趣：是指人力求探索某些事物带有情绪色彩的意识倾向。

3. 直接兴趣：对事物过程需要产生的兴趣，这种兴趣是由事物本身的特点引起。

4. 间接兴趣：对事物未来结果有需要而产生的兴趣。

5. 动机：是一种驱使人们进行活动，满足需要，达到目标的内部动力。

6. 气质：指个体所具有的典型而稳定的心理活动动力方面的特征，是人格结构中的基本成分。

7. 双趋冲突：当两个目标都是自己想实现的，但一个目标的实现会使另一个目标无法实现，就会产生双趋式的冲突。

8. 能力：是指一个人能顺利地完成某种活动所必须具备的人格心理特征。

9. 性格：人对现实的态度和与之相适应的行为方式中比较稳定的、具有核心意义的人格心理特征。

10. 人格：是指一个人整体的精神面貌，具有一定倾向性的和比较稳定的心理特征的总和。

11. 人格倾向：是指反映人对事物稳定的心理倾向和行为趋向的成分，包括需要、动机、兴趣等。

12. 人格心理特征：是指人在心理过程中经常表现出来的稳定的心理特点，包括能力、气质、性格。

二、填空题

1. 马斯洛的五种基本需要：生理的需要、安全的需要、归属与爱的需要、尊重的需要、自我实现的需要。

2. 动机冲突主要有哪几种：双趋冲突、双避冲突、趋避冲突、双重趋避冲突。

3. 古希腊著名医生希波克拉底将人分为：胆汁质、多血质、黏液质、抑郁质四种气质类型。

4. 巴甫洛夫高级神经活动类型说将人分为：兴奋型、活泼型、安静型、抑制型。

5. 人格的特征：整体性、稳定性、独特性、社会性。

6. 兴趣类型有：直接兴趣和间接兴趣、物质兴趣和精神兴趣、高尚兴趣和低级兴趣、稳定兴趣和暂时兴趣。

7. 人格心理特征包括：能力、气质、性格。

三、单项选择题

1-5　BABCA　6-10　DDBCD　11-15　BBDAB　16-20　AABDD

四、简答题

1. 影响人格形成的因素有哪些？

答：人格的形成与发展离不开先天遗传与后天环境的关系与作用。影响人格形成的因素有生物遗传因素、社会文化因素、家庭环境因素、自然物理因素和早期童年经验。

2. 简述人格的特征。

答：（1）自然性与社会性：人的人格是在先天的自然素质的基础上，通过后天的学习、教育与环境的作用逐渐形成起来的。

（2）稳定性与可塑性：人格的稳定性是指个体的人格特征具有跨时间和空间的一致性。人格绝不是一成不变的。因为现实生活非常复杂，随着社会现实和生活条件、教育条件的变化、年龄的增长、主观的努力等，人格也可能会发生某种程度的改变。特别是在生活中经过重大事件或挫折，往往会在人格上留下深刻的烙印，从而影响人格的变化，这就是人格的可塑性。

（3）独特性与共同性：人格的独特性是指人与人之间的心理和行为是各不相同的。人格的共同性是指某一群体、某个阶级或某个民族在一定的群体环境、生活环境、自然环境中形成的共同的典型的心理特点。

3. 兴趣主要有哪几类？

答：兴趣的种类主要有：①直接兴趣和间接兴趣；②物质兴趣和精神兴趣；③高尚兴趣和低级兴趣；④稳定兴趣和暂时兴趣。

4. 简述马斯洛的需要层次理论。

答：（1）马斯洛的需要层次理论将人的需要划分为：生理需要→安全需要→爱与归属的需要→尊重的需要→自我实现的需要。

（2）马斯洛理论合理价值：①指出人的需要从低级向高级发展的过程，是符合人类需要发展的一般规律；②指出高级需要时是人所特有的；③认为需要产生和人类发展的水平有关。

（3）马斯洛认为个体需要的特点：①人的需要积极丰富；②某一时刻或某一时期，某种需要占主导地位，并支配个体行为；③低一级需要得到基本满足后，高一级需要才会成为主导性需要。

第四章

一、名词解释

1. 心理健康：心理健康是指人的基本心理活动的过程内容完整、协调一致，即认识、情感、意志、行为、人格完整和协调，能适应社会，与社会保持同步。

2. 心理应激：当个体觉察到需求和满足需求的能力不平衡时所表现出来的心身紧张性反应状态，其结果是适应或者适应不良。

3. 心身疾病：狭义的心身疾病指心理社会因素在疾病的发生、发展过程中起重要作用的躯体器官性疾病。广义的心身疾病是指疾病的发生、发展、转归与防治都与心理社会因素密切相关的一组疾病。

4. 心理障碍：是由于某种原因导致的心理功能不能正常发挥作用，从而影响了个体的正常生活、学习和工作状态，使个体无法有效适应日常生活要求。

5. 挫折：挫折是指人们在有目的的活动中，遇到无法克服或自以为无法克服的障碍或干扰，使其需要或动机不能得到满足而产生的紧张状态与情绪反应。

6. 应激：指个体由于应激源存在而导致的各种生理、心理、行为等变化。

7. 应激源：能够引起个体产生应激的各种因素。

8. 应对：有能力或成功地对付环境挑战或处理问题。

9. 健康：世界卫生组织（WHO）将健康定义为"健康不仅仅是没有疾病，而且是身体上、心理上和社会适应上的完好状态"。

10. 人格障碍：是一组以人格结构和人格发展偏离正常为特征的心理障碍。

11. 焦虑：是个体感到受到威胁时的一种不愉快的情绪状况，表现为紧张、不安、急躁等，但又说不出具体明确的焦虑对象。

二、填空题

1. 心理健康的标准：有正常的智力水平、有健康的情绪特征、有健全的意志、有完善的人格、有和谐的人际关系。

2. 影响子女心理健康的家庭因素有：不美满的家庭、管教方式、家庭背景、代际冲突。

3. 中年人的心理特点：焦虑与急躁、悲观与抑郁、更年期综合征。

4. 常见的神经症包括：恐惧症、焦虑症、强迫症、疑病、抑郁症、神经衰弱。

5. 影响挫折感受性与耐受力的因素有：认知评价、人格因素、应对能力、身体素质、社会支持系统。

6. 塞里应激反应三个阶段：警觉反应阶段、相持阶段、衰竭阶段。

7. 突发灾难事件心理干预的基本原则及一般方法：正常化原则、协同化原则、人格化原则、认知干预、社会支持、药物干预。

8. 心理挫折的常见行为表现：攻击、退行、固着、冷漠、强迫、焦虑、妥协。

9. 主要的心理防御机制：压抑、否认、投射、转移、抵消、反向、合理化、升华、倒退、幻想、幽默、代偿。

10. 冠心病的心理特点：恐惧、焦虑、抑郁、依赖药物。

三、单项选择题

1-5 BAABD　6-10 DBADC　11-15 CBABC　16-20 DAABD　21-25 AADDD　26-30 ADDAB　31-35 DDDCC　36-40 BDAAB　41-43 CBD

四、简答题

1. 正常心理与异常心理的判断标准有哪些?

答：①内省经验标准；②统计学标准；③医学标准；④社会适应标准。

2. 老年期心理健康要点有哪些?

答：①指导正视现实和自然规律，发挥余热；②合理用脑，积极参加适当活动；③重新建立人际关系；④积极创造愉快的心境；⑤发挥社会支持系统的作用。

3. 老年人的心理特点及心理护理是什么?

答：（1）心理特点：①自尊心强；②自卑和无价值感；③敏感与多疑；④固执与刻板；⑤孤独与寂寞。

（2）心理护理：①尊重老年人的人格；②提供舒适，安全的疗养环境；③调节好疗养生活；④指导老年人克服不良心理。

4. 个体需要的特点是什么？

答：个体需要的特点：①人的需要积极丰富，②某一时刻或某一时期，某种需要占主导地位，并支配个体行为，③低一级需要得到基本满足后，高一级需要才会成为主导性需要。

5. 常见的人格障碍类型有哪些？

答：①偏执型人格障碍；②社会紊乱型人格障碍；③冲动型人格障碍；④表演型人格障碍；⑤分裂型人格障碍；⑥强迫型人格障碍；⑦焦虑型人格障碍；⑧依赖型人格障碍。

6. 防御机制有哪些特征？

答：①防御机制的作用在于减弱、回避或消除消极的情绪状态；②防御机制通常不是人们故意运用的，它们是无意识或至少是部分无意识的；③防御机制通过自我肯定支持自尊，保护并防护自己免于伤害；④防御机制可同时以两种或两种以上的方式共同发挥作用。

7. 简述一般应激适应综合征。

答：分为警觉反应期、抵抗期和衰竭期3个阶段。当生物体遭到体内或体外应激源时，就会发出警觉反应。人体会产生一个低于正常水平的抗拒，这个短时抗拒可引起一系列防御反应如果反应有效，警戒就会消退，否则就会进入应激的抗拒期。此期，人体内还会出现各种复杂的神经生理变化，以使集体可动员全身资源抵抗应激源。如果应激源依然存在，就会进入衰竭期，此期人体的能量已耗尽，集体抵抗能力也已到极限。

8. 简述常见的应激源。

答：①根据应激源的来源分为：内部应激源和外部应激源；②根据应激源的属性分为：躯体性应激源、心理性应激源、社会性应激源和文化性应激源；③根据应激源的可控制性分为：控制性应激源和不可控制性应激源；④根据应激源的强度可分为：危机性应激源、重大应激源和日常应激源；⑤根据应激的现象学分为：工作中的应激源，恋爱、婚姻和家庭中的应激源，人际关系的应激源，经济问题应激源等。

9. 简述应激的处理方法。

答：应激的处理方法涉及可利用资源及处理策略。①可利用资源：个体资源、社会资源、物质资源；②问题处理策略：解决问题、社会技能、寻求信息、应急监督；③情绪处理策略：紧张消除，认知重组，积极转移，自我暴露或宣泄，逃避和退缩。

10. 简述冠心病病人的心理护理。

答：（1）纠正不合理认知：帮助病人了解心脏的结构、冠心病的形成原因及常见诱发因素，使病人对疾病形成正确认识。

（2）实施行为矫正：①评估病人是否属于A型行为；②帮助病人实施行为矫正训练，护士与病人一起研究制订训练计划，明确训练目标；③制定具体的矫正目标，目标必须具体；④设置评价标准；⑤具体矫正措施，首先督促病人每天记录其主观的紧张或紧迫感，其次进行放松训练，最后教会病人降低紧张感的训练方法。⑥自我控制分为2个阶段：自我监督阶段、自我强化阶段。

（3）稳定情绪：①评估病人的情绪状态；②指导病人合理自我暗示；③指导病人处理各种关系；④指导病人消除负性情绪。

（4）进行正确的健康指导。

11. 简述癌症病人的心理特点及心理护理。

答：（1）心理特点：①发现期：焦虑伴侥幸；②确认期：恐惧、怀疑与否认、愤怒与沮丧、认可和依赖；③治疗期：由于治疗的毒副作用，出现痛不欲生等严重的心理反应。

（2）心理护理：①慎重告之诊断；②协助行为矫正；③积极心理暗示；④实施心理疏导：纠正错误认知、放松训练、给予信息支持；⑤引导有效应对；⑥强化社会支持；⑦榜样示范。

12. 请结合已有的专业知识探讨原发性高血压病人的心理护理？

答：（1）缓解心理应激源：①综合运用观察法和调查法，评估病人的心理状态。②运用沟通技巧，有效缓解病人的心理压力。③帮助病人理清思路，恰当地评价自己的能力、所处社会环境及遭遇的生活事件。④调节期望值与自身的能力相当，减少社会环境及生活事件的负性影响。

（2）指导病人实施自我心理护理：①建立合理认知；②控制情绪；③合理安排生活。

13. 应激引起的生理反应有哪些？

答：（1）当机体处于强烈的应激状态时，交感神经-肾上腺髓质系统的活动常明显增强，肾上腺素和去甲肾上腺素的分泌增多，使机体处于警觉状态，反应灵敏；心跳加快使心排血量增加，糖原和脂肪的分解加快，使血糖、血浆游离脂肪酸浓度上升。当然，如果刺激源的刺激强度过强或时间过久，也会造成副交感神经的紊乱或相对增强，表现为血糖降低造成眩晕、休克等。

（2）在应激状态下，下丘脑、腺垂体、肾上腺皮质轴活动增强，促进肾上腺皮质激素特别是糖皮质激素可的松（cortisone）和氢化可的松（hydrocortisone）的合成与分泌，从而引起一系列生理变化，例如血糖上升，蛋白质和脂肪代谢增快，水、电解质代谢加快等。

（3）当有机体长期处于应激源刺激之下，还会损害人的免疫系统。神经系统通过儿茶酚胺及阿片样物质作用于胸腺、淋巴结等免疫细胞的受体，从而影响这些免疫细胞的免疫因子的合成和释放。另外，下丘脑还通过垂体释放 ACTH，并伴随 β-内啡肽，两者均可作用于淋巴细胞表面受体，影响机体免疫功能。

14. 应激的应对方式有哪些？

答：（1）应对方式：①积极的认知应对；②积极的行为应对；③回避应对。

（2）处理方法：①利用资源。②处理策略，包括问题处理，如解决问题、社会技能、寻求信息；情绪处理，如紧张消除、认知重组、积极转移、自我暴露或宣泄、逃避退缩。

15. 常见的护理工作应激源有哪些？

答：①与护理工作性质有关的应激源；②与工作负荷有关的应激源；③与护理工作中人际关系有关的应激源；④与对护士期待有关的应激源；⑤与接触濒死和死亡病人有关的应激

源；⑥与工作-家庭的矛盾有关的应激源。

16. 影响护士工作应激的主要因素有哪些？

答：（1）护理工作环境：一般而言，在内科病房、急诊室和监护病房工作的护士，工作负荷重，紧张程度高，病人病情复杂，变化迅速，护理工作可控性和可预测性程度低。

（2）护士个人工作经历：实习护士或缺乏护理工作经验的护士与工作时间长、经验丰富的护士在应激水平和感受到的应激原种类上有很大差异。

（3）人格：护士的人格特征对护理工作应激具有一定的调节作用。

（4）社会支持：社会支持能有效地缓冲护士工作应激，护患之间、医护之间、同事之间及上级与下级之间互相理解和支持，能在一定程度上缓解各种矛盾，提高护士耐受应激源的能力。

第五章

一、名词解释

1. 心理危机：简称危机，是指人的一种心理状态，即当人们遭遇突然或重大的生活目标挫折，运用个人常规处理问题的方法无法解决，而出现的解体和混乱的暂时心理失衡状态。

2. 心理危机干预：即心理救助、心理援助。危机干预（crisis intervention）是指对处于困境或遭受挫折即处于危机状态下的个体给予关怀、支持及使用一定的心理咨询与治疗方法予以援助，使之恢复心理平衡。使其情绪、认知、行为重新回到危机前水平或高于危机前的水平。危机干预是一种从简短心理治疗（brief psychotherapy）基础上发展起来的帮助处于危机状态下个体度过危险的方法。

3. 成瘾性危机：成瘾性是指对某种事物逐渐产生的精神上的依赖或病态的嗜好。目前而言，成瘾性危机主要有化学物质依赖成瘾性危机和非化学物质依赖成瘾性危机两种情况。

二、填空题

1. 危机的类型包括发展性危机、遭遇性危机、存在性危机。

2. 危机的诱发因素主要有疾病、丧失因素、人际关系紧张、适应问题、矛盾冲突、重大的自然灾难和意外事故。

3. 灾难性危机也分为自然灾难性危机和人为灾难性危机两种。

4. 常见的危机干预包括灾难危机干预、自杀和凶杀性危机干预、成瘾性危机干预、虐待性危机干预、居丧危机干预、过度疲劳危机干预。

三、简答题

1. 心理危机的特征是什么？

答：①危机与机遇并存；②危机是一种正常的生活经历；③危机程度与发生事件的强度不一定成反比；④危机具有复杂的症状；⑤危机缺乏万能的或快速的解决方法；⑥危机是有时间限度的；⑦危机具有普遍性和特殊性。

2. 常见的心理危机有哪些？怎样对其进行相应的危机干预？

答：常见的危机干预包括灾难危机干预、自杀和凶杀性危机干预、成瘾性危机干预、虐待性危机干预、居丧危机干预、过度疲劳危机干预。

在危机进行全面评估后，危机干预工作者可按以下六个步骤对求助者进行干预：①确定求助者的问题；②保证求助者的安全；③给予求助者支持；④向求助者提出并验证可变通的应对方式；⑤和求助者一起制订解决问题的计划；⑥得到求助者的承诺。

第六章

一、名词解释

1. 心理评估：心理评估是指应用多种方法获得信息，对个体某一心理现象进行全面、系统和深入的客观描述的过程。

2. 心理测验：通过观察人的少数具有代表性的行为，对贯穿在人的全部行为活动中的心理特征做出推论和数量化分析的一种科学手段。

3. 常模：指某种由标准化样本测试结果计算获得、供比较的标准量数，即可比较的标准。

4. 临床评定量表：临床评定量表是临床心理评估和研究的常用方法。根据性质划分，评定量表可分为自评量表和他评量表。

二、单项选择题

1-5　CCADB　6-10　DBCDC　11-15　CBADB　16-20　AABCB　21-25　BDEBE　26-30 DAEEC　31-35　BABEB　36-40　AACEE　　41-47　AACDBEE

三、简答题

1. 简述心理评估在护理工作中的功能。

答：①筛查心理护理对象；②提供心理护理实施依据；③评估心理护理实施效果。

2. 简述心理测验的分类。

答：心理测验按其目的和功能可以分为：①能力测验；②人格测验；③神经心理测验；④临床评定量表；⑤职业咨询测验。

3. 简述护士常用的临床评定量表。

答：①90 项症状自评量表（SCL-90）；②抑郁自评量表（SDS）；③焦虑自评量表（SAS）；④护士用住院病人观察量表（NOSIE）。

第七章

一、名词解释

1. 角色人格：指具有某种社会特定地位的人们，共同具备并能形成相似的角色行为的心理特征总和。即指人们在某种特定、重复的社会经历中，形成比较固定、共性的人格特征。

2. 应对：又称应付，是个体在判断其内外环境需求超出自己能力资源范围时，所采取的认知和行为上的努力。

3. 应激：是个体"察觉"各种刺激对其生理、心理及社会系统构成威胁时出现的整体现象，所引起的反应可以是适应或适应不良。从护理心理学的角度，将应激定义为个体在察觉需求与满足需求的能力不平衡时，倾向于通过整体心理和生理反应表现出来的多因素作用的适应过程，所引起的结果可以是适应或适应不良。

4. 应激源：指能够引起个体产生应激的各种因素。应激源既包括客观刺激，也包括人的主观评价。

二、填空题

1. 开放式、封闭式。

2. 生理、心理、行为。

3. 生理反应、心理反应、行为效应、组织效应。

三、选择题

1-5 AACDB 6-10 CBDCC 11-15 BABCD 16-20 BBDAD 21-25 ABCBC

四、简答题

1. 阐述护理工作中常见的应激源，结合自己的实际情况谈谈如何应对？

答：护理工作中常见的应激源有：①特殊的工作环境；②工作负荷；③职业压力的风险；④社会问题；⑤家庭和伦理问题；⑥人际关系问题。

结合实际情况略。

2. 护士应具备哪些职业心理素质，结合实际谈谈如何养成？

答：护士应具备的职业心理素质有：

（1）护士的能力：①敏锐的观察力；②准确的记忆力；③独立的思维能力；④良好的注意力；⑤出色的沟通能力；⑥精湛的专业能力；⑦良好的情绪调节与自控能力。

（2）护士的情感、意志：从事护理工作的人必须具有的情感、意志是：①高尚的道德感；②强烈的理智感；③专业的美感；④集体的荣誉感；⑤良好的意志品质。

（3）适宜的气质与性格类型 多血质、黏液质及混合型的气质，稳定外向或内向的性格类型等，与护士角色人格特质比较吻合。

结合实际情况略。

3. 简述护士角色人格的概念及特征。

答：护士角色人格又称护士职业心理素质，是护理心理学的特定概念，是个性心理学中"人格"与社会心理学中"角色人格"等概念的外延。特指从事护士职业的群体，共同具备并能形成相似的角色适应性行为的心理特征总和。

主要特征：①护士角色人格具有职业特异性；②护士角色人格有别于护士职业心理品质；③护士角色人格以职业经历为前提；④护士角色人格与个体人格相辅相成。

4. 什么是应激源？请举例说明。

答：应激源就是能引起应激的各种刺激物。人在自然界和社会环境中生活，无数自然环境的变化、自身生理心理的变化都可以作为应激源而引起应激。特别是在改革开放的年代里，生活节奏加快，竞争激烈，社会应激源复杂多样。目前在应激领域里，应激源是以生活事件作为研究的中心。我国心理学工作者在心理社会因素与疾病关系方面进行了大量的研究。结果发现有三种刺激因素与疾病的发生影响最大。①在紧张的学习和工作中，伴随不愉快的情绪，容易得病。如果心情愉快，虽然学习、工作很紧张，也不容易得病。②工作中和家庭中人际关系不协调，容易得病。③亲人的意外死亡或者突然的意外事故，是造成应激或致病的主要原因。姜乾金等 1987 年通过临床对照进行调查分析，结果显示，在癌症病人发病史中，家庭不幸事件，工作、学习过度和人际关系不协调等生活事件也有重要意义。

5. 试述应激引起的生理反应。

答：（1）当机体处于强烈的应激状态时，交感神经-肾上腺髓质系统的活动常明显增强，肾上腺素和去甲肾上腺素的分泌增多，使机体处于警觉状态，反应灵敏；心跳加快使心排血量增加，糖原和脂肪的分解加快，使血糖、血浆游离脂肪酸浓度上升。当然，如果刺激源的刺激强度过强或时间过久，也会造成副交感神经的紊乱或相对增强，表现为血糖降低造成眩晕、休克等。

（2）在应激状态下，下丘脑、腺垂体、肾上腺皮质轴活动增强，促进肾上腺皮质激素特别是糖皮质激素可的松和氢化可的松的合成与分泌，从而引起一系列生理变化，例如血糖上升，蛋白质和脂肪代谢增快，水、电解质代谢加快等。

（3）当有机体长期处于应激源刺激之下，还会损害人的免疫系统。神经系统通过儿茶酚胺及阿片样物质作用于胸腺、淋巴结等免疫细胞的受体，从而影响这些免疫细胞的免疫因子的合成和释放。另外，下丘脑还通过垂体释放 ACTH，并伴随 β-内啡肽，两者均可作用于淋巴细胞表面受体，影响机体免疫功能。

第八章

一、名词解释

病人角色：又称病人身份，是指被医生或社会确认的患病者应具有的心理活动和行为模式，是与病人的行为有关的心理学概念。

二、选择题

1-5　ADCDB　6-10　CACDC　11-15 ADBBB　16-20　DCABC　21-25　DDEDA　26-30　BCDED　31　E

三、简答题

1. 简述病人角色的适应与适应不良。

答：（1）病人角色的适应：病人对病人角色的认识和接受的过程，被称为病人角色的认同，也是病人适应其新角色的过程。这一过程的实现一般经历四个阶段：一是感受和怀疑阶段，二是求医与不安阶段，三是治疗与认同阶段，四是康复与解脱阶段。

（2）病人角色的适应不良：由于个体和环境的差异，病人实际进入的角色状态与社会期望的角色并不一定完全吻合，从而出现角色适应不良，主要表现角色行为的冲突、缺失、减退、强化、异常。

2. 病人的一般心理需要包括哪些？

答：①被尊重的需要；②归属和爱的需要；③获得在关信息的需要；④确保安全的需要；⑤保持社会联系和交往的需要。

3. 影响病人遵医行为的因素有哪些？

答：①病人对医生的满意程度；②病人对医嘱内容的理解、记忆程度；③治疗方式的复杂程度；④病人所患疾病的严重程度；⑤病人的主观意愿与医生治疗措施之间的差异。

第九章

一、名词解释

1. 心理护理：以心理学的理论为指导，以良好的人际关系为基础，运用心理学的方法，通过语言和非语言的沟通，改变护理对象不良的心理状态和行为，促进康复或保持健康的护理过程。

2. 护理诊断：对一个人生命过程中心理、社会、精神、文化方面的健康问题反应的陈述，这些问题是属于心理护理职责之内，是能用心理护理方法加以解决的。

二、单项选择题

1-5　ECDDE　6-10　BDDDC　11-15　ABEEC　16-20　BEEAA　21-25　CABDD
26-30　BBCAC　31-35　ACCDC　36-38　BCA

三、填空题

1. 心理护理的基本要素有心理护理的主体、心理护理的客体、心理护理过程中问题解决的方法体系和心理护理的目标。

2. 心理护理的原则有交往的原则、服务的原则、启迪的原则、应变的原则和自我护理的原则。

四、简答题

1. 心理护理的方法有哪些？

答：心理护理的方法有：建立良好的护患关系、创造良好的休养环境、强化病人的心理支持系统、合理安排病人的生活、合理使用心理治疗的方法。

2. 简述心理护理的程序。

答：心理护理的程序包括：评估、诊断、计划、实施和评价五个步骤。